Glukokortikoide bei obstruktiven Atemwegserkrankungen
Eine aktuelle Bestandsaufnahme

# Glukokortikoide bei obstruktiven Atemwegserkrankungen

## Eine aktuelle Bestandsaufnahme

Herausgegeben von
D. Nolte

mit Beiträgen von
W. Böhning · H. Fabel · H. L. Fehm
H.-L. Hahn · Ch. Hens · D. Nolte

W DE G
Walter de Gruyter
Berlin · New York 1990

Prof. Dr. med. Dietrich Nolte
II. Medizinischen Abteilung
Städtisches Krankenhaus
Riedelstr. 5
D-8230 Bad Reichenhall

*Wichtiger Hinweis*
*Medizin als Wissenschaft ist ständig im Fluß. Forschung und klinische Erfahrung erweitern unsere Kenntnisse, insbesondere was Behandlung und medikamentöse Therapie anbelangt. Soweit in diesem Werk eine Dosierung oder eine Applikation erwähnt wird, darf der Leser zwar darauf vertrauen, daß Autoren, Herausgeber und Verlag größte Mühe darauf verwandt haben, daß diese Angabe genau dem Wissensstand bei Fertigstellung des Werkes entspricht. Dennoch ist jeder Benutzer aufgefordert, die Beipackzettel der verwendeten Präparate zu prüfen, um in eigener Verantwortung festzustellen, ob die dort gegebene Empfehlung für Dosierungen oder die Beachtung von Kontraindikationen gegenüber der Angabe in diesem Buch abweicht. Eine solche Prüfung ist besonders wichtig bei selten verwendeten Präparaten oder solchen, die neu auf den Markt gebracht worden sind.*

*CIP-Titelaufnahme der Deutschen Bibliothek*

**Glukokortikoide bei obstruktiven Atemwegserkrankungen** : eine aktuelle Bestandsaufnahme / hrsg. von D. Nolte. Mit Beitr. von W. Böhning ... – Berlin ; New York : de Gruyter, 1990
ISBN 3-11-012064-X
NE: Nolte, Dietrich [Hrsg.]; Böhning, Wilfried [Mitverf.]


Printed in Germany.
Satz: Arthur Collignon GmbH, Berlin. – Druck: Gerike GmbH, Berlin. – Buchbinderische Verarbeitung: Dieter Mikolai, Berlin. – Umschlagentwurf: Rudolf Hübler, Berlin.

# Vorwort

Durch die Einführung der Kortisontherapie vor genau 40 Jahren hat sich die Prognose des Status asthmaticus dramatisch verbessert. Auch in der Langzeittherapie des Asthma bronchiale und der chronischen obstruktiven Bronchitis sind die Glukokortikoide zu unseren wirksamsten Arzneimitteln geworden. Dennoch gibt es eine Reihe von praktischen Problemen und offenen Fragen: Da sind einmal die potentiellen Steroidnebenwirkungen mit der damit verbundenen Verunsicherung und Verängstigung des Patienten, da sind ärztlicherseits Unklarheiten über die Indikation einer Glukokortikoidtherapie bei der obstruktiven Bronchitis und beim obstruktiven Lungenemphysem.

In den letzten Jahren haben sich neue Erkenntnisse über die Wirkungsweise der Glukokortikoide auf der molekularen Ebene und über ihre physiologische Rolle in der Regulation immunologischer Reaktionen ergeben. Mehr und mehr setzt sich die Vorstellung durch, daß Asthma und andere obstruktive Atemwegserkrankungen auf einer chronischen Entzündung der Bronchialschleimhaut beruhen – und Glukokortikoide sind nun einmal bis heute die stärksten antiinflammatorisch wirkenden Substanzen, über die wir verfügen.

Vor diesem Hintergrund war es sinnvoll, im Rahmen eines von der Schering AG Berlin veranstalteten Symposiums einmal eine aktuelle Standortbestimmung auf dem Gebiet der Glukokortikoidtherapie bei obstruktiven Atemwegserkrankungen vorzunehmen. Im folgenden sollen die gehaltenen Referate einem größeren Leserkreis zugänglich gemacht werden – in der Hoffnung, eine Hilfe für die praktische Therapie geben zu können. Den beteiligten Kollegen sei für ihre Mitarbeit noch einmal sehr herzlich gedankt!

Bad Reichenhall, im November 1989 *Dietrich Nolte*

# Autorenverzeichnis

*Dr. med. W. Böhning*
Karl-Hansen-Klinik
Antoniusstraße 19
D-4792 Bad Lippspringe

*Prof. Dr. med. H. Fabel*
Medizinische Klinik im Krankenhaus Oststadt
Podbielskistraße 380
D-3000 Hannover 51

*Prof. Dr. med. H. L. Fehm*
Medizinische Klinik und Poliklinik Ulm
Robert-Koch-Straße 8
D-7900 Ulm

*Prof. Dr. med. H.-L. Hahn*
Medizinische Poliklinik der Universität Würzburg
Klinikstraße 8
D-8700 Würzburg

*Dr. med. Ch. Hens*
Karl-Hansen-Klinik
Antoniusstraße 19
D-4792 Bad Lippspringe

*Prof. Dr. D. Nolte*
II. Medizinische Abteilung des Städtischen Krankenhauses
Riedelstraße 5
D-8230 Bad Reichenhall

# Inhalt

# Stellenwert der Glukokortikoide bei obstruktiven Atemwegserkrankungen

*D. Nolte*

Unter dem Begriff der chronisch-obstruktiven Atemwegserkrankungen werden Krankheitsbilder mit den beiden Merkmalen „Atemwegsobstruktion“ und „chronischer Verlauf“ zusammengefaßt [4]. Im angelsächsischen Schrifttum sind die folgenden Akronyme gebräuchlich:

- COPD = chronic obstructive pulmonary disease
- COLD = chronic obstructive lung disease
- COAD = chronic obstructive airway disease.

Im deutschen Sprachraum sind analoge Wortgebilde entstanden:

- COLE = chronische obstruktive Lungenerkrankung
- CURS = chronisches unspezifisches respiratorisches Syndrom
- CUSLK = chronische unspezifische Lungenkrankheit.

Keine dieser Abkürzungen war bisher griffig genug, um sich in Klinik und Praxis ähnlich erfolgreich durchsetzen zu können wie beispielsweise KHK = koronare Herzkrankheit oder AVK = arterielle Verschlußkrankheit. Auf den ersten Blick scheinen die Kardiologen also wieder einmal den Pneumologen voraus zu sein. Bei näherer Betrachtung liegen die Dinge aber doch etwas anders: Bei einer AVK mag es von untergeordneter Bedeutung sein, ob hier eine allgemeine Arteriosklerose oder eine Endangiitis obliterans zugrunde liegt. Für den einzelnen Patienten mit chronischer Atemwegsobstruktion ist es aber von ganz erheblicher Bedeutung, ob er primär ein Asthma, eine Bronchitis oder ein Emphysem hat; Therapie und Prognose können grundlegend verschieden sein. Im folgenden werden daher die jahrhundertealten Krankheitsbezeichnungen *Asthma*, *Bronchitis* und *Emphysem* beibehalten.

## Stufenprogramm in der Asthmatherapie

„*Asthma ist eine variable und reversible Atemwegsobstruktion infolge Entzündung und Hyperreaktivität der Atemwege*“ [3]. „Variabel“ bedeutet in dieser Definition, daß der Obstruktionsgrad der Atemwege starke spontane Schwankungen zeigt, die man am einfachsten mit Hilfe eines Peak-Flow-Protokolls erfassen kann (s. S. 59 ff.). Ist die spontane Variabilität nicht vorhanden, so ist es zumindest auf pharmakodynamischem Wege möglich, die Atemwegsobstruktion zu beeinflussen. Das zentrale Symptom der Asthmakrankheit ist die *Hyperreaktivität* der Atemwege, von der wir heute wissen, daß sie mit einer morphologisch nachweisbaren *Entzündung* der Atemwege einhergeht [3].

Daraus leitet sich logischerweise die Konsequenz ab, daß das Hauptziel der Asthmatherapie die Beseitigung dieser Entzündung sein muß. Hier sind die *Glukokortikoide* zweifellos die potentesten Substanzen, über die wir verfügen.

Das in Abbildung 1 gezeigte *therapeutische Stufenprogramm* kann natürlich nur eine Orientierungshilfe sein. Die Therapie bedarf bei jedem einzelnen Patienten je nach der Asthmapathogenese, der Dauer der Erkrankung, der Dynamik der klinischen Symptomatik und den funktionsanalytischen Befunden einer individuellen Einstellung und einer immer wieder neuen Anpassung und Korrektur.

An erster Stelle steht der Schutz des hyperreaktiven Bronchialsystems vor unspezifischen und/oder spezifischen Stimuli. Dazu gehört eine konsequente *Expositionsprophylaxe* gegenüber Dämpfen, Gasen, Stäuben, thermischen Reizen und bestimmten Formen körperlicher Belastung („exercise-induced Asthma"). Spezifische Reize sind in erster Linie inhalative Allergene. Sofern eine strikte *Allergenkarenz* möglich ist, sollte sie unbedingt eingehalten werden.

Ein Beispiel ist die Hausstaubmilbenallergie, die sich durch Sanierung des häuslichen Milieus mit Hilfe eines Akaricidums wirksam beeinflussen läßt. Falls eine Allergenkarenz unmöglich ist (z. B. Pollen), so kann bei realistischen Erfolgsaussichten eine *spezifische Hyposensibilisierungsbehandlung* versucht werden. „Realistische Erfolgsaussichten" sind bei einem schmalen Allergenspektrum (z. B. nur Pollen), einer kurzen Krankheitsdauer und einer klinisch nur leichten Asthmasymptomatik gegeben.

Als Grundstufe der medikamentösen Behandlung kommt der Einsatz protektiv wirkender Substanzen vom Typ der Cromoglicinsäure (DNCG), des Nedocromil oder eines Mediatorenantagonisten in Frage. Mit der Monotherapie eines reinen *Protektivums* kommt man aber nur bei ganz wenigen Patienten aus. *Anticholinergika* haben bei den meisten Asthmapatienten eine schwächere bronchodilatatorische Wirkung als *Beta-Adrenergika.* Sie wirken aber synergistisch, reduzieren den Bedarf an Beta-Adrenergika und tragen auf diese Weise mit dazu bei, die Möglichkeit einer Resistenzentwicklung der Beta-Rezeptoren zu reduzieren.

Hinsichtlich des weiteren Stufenprogramms gehen die Ansichten augenblicklich etwas auseinander. In den angelsächsischen Ländern werden als nächster Schritt *inhalative Kortikosteroide* empfohlen, um die Entzündung der Bronchialschleimhaut und die mit ihr verbundene bronchiale Hyperreaktivität zu beeinflussen. Ob sich die Langzeitprognose auf diese Weise verbessern läßt, ist durch prospektive Studien aber bisher noch nicht zweifelsfrei nachgewiesen worden.

*Beta-Adrenergika* sind nicht in der Lage, die asthmatische Spätreaktion zu beeinflussen und die Hyperreaktivität zu reduzieren, sie sind aber hochwirksame Bronchodilatatoren, mit denen es bei vielen Patienten mit leichtgradigem Asthma, insbesondere bei Kindern, gelingt, über Wochen und Monate hinweg Beschwerde- und Anfallsfreiheit zu erreichen. Nach klinischen Erfahrungen korreliert über längere Zeiträume hinweg der Grad der Hyperreaktivität mit der Schwere der Asthmasymptome. Umgekehrt nimmt mit der Dauer der Symptomfreiheit auch die Hyperreaktivität ab.

Für die Beibehaltung der herkömmlichen Reihenfolge – *zuerst inhalatives Beta-Adrenergikum, dann inhalatives Kortikosteroid* – sprechen noch andere Argumente:

- Es gibt bisher keine zuverlässigen Untersuchungsbefunde einschließlich bronchoalveolärer Lavage (BAL), die beweisen, daß bei einem Asthmapatienten in einem völlig beschwerdefreien Intervall eine Entzündung in den Atemwegen weiterschwelt, die unbedingt mit einem inhalierbaren Steroidpräparat behandelt werden müßte.
- Die Compliance des Patienten gegenüber einem inhalativen Beta-Adrenergikum, bei dem er nach jeder Anwendung einen subjektiven Effekt verspürt, ist erheblich besser, als die Compliance gegenüber einem inhalativen Kortikosteroid, von dessen protektivem Langzeiteffekt jeder Patient immer wieder von neuem überzeugt werden muß.
- Hinzu kommen trotz Anwendung eines Spacers die zwar harmlosen, für den einzelnen Patienten aber mitunter doch sehr unangenehmen Nebenwirkungen, die mit einer konsequent durchgeführten inhalativen Kortikosteroidtherapie verbunden sind.

Wenn es mit mastzellprotektiven und inhalativen Beta-Adrenergika nicht gelingt, Beschwerdefreiheit zu erzielen und die zirkadianen Peak-Flow-Werte zu normalisieren, muß als nächster Schritt aber unbedingt der Einsatz eines *inhalativen Steroides* erwogen werden – noch *vor Einsatz eines Theophyllinpräparates* als weiterem Bronchospasmolytikum. Nachteile des Theophyllins sind die Unmöglichkeit einer inhalativen Applikationsweise und die Häufigkeit von Nebenwirkungen unter einer Therapie mit Theophyllin-Retardtabletten. Zur *Prophylaxe nächtlicher Asthmaanfälle* ist allerdings nach wie vor die hochdosierte abendliche Gabe eines oralen Theophyllinpräparates die Therapie der Wahl.

Die *Deutsche Liga zur Bekämpfung der Atemwegserkrankungen* hat in der Zwischenzeit ebenfalls in ihrem neuen Stufenschema die inhalativen Steroide deutlich in den Vordergrund gerückt [1]. Allerdings ist es, wie bei der Vielfalt der Meinungen eines Expertengremiums nicht anders zu erwarten, zu einer Kompromißlösung mit mehreren Freiheitsgraden und vielen Interpretationsmöglichkeiten gekommen. So stehen Mastzellprotektiva, Beta-Adrenergika und inhalative Steroide als Alternativen gemeinsam auf der ersten Stufe. Auf der zweiten Stufe werden sie wechselseitig miteinander kombiniert, und erst in der dritten Stufe kommt das orale Theophyllinpräparat hinzu.

Völlige Übereinstimmung besteht in der Empfehlung, *systemisch-wirkende Kortikosteroide* wegen der bekannten Gefahr potentieller Nebenwirkungen erst dann zu verordnen, wenn die Asthmasymptomatik auf andere Weise nicht beherrscht werden kann (im Liga-Schema die vierte und letzte Stufe). Man sollte sie so hoch wie nötig, aber nur so kurz wie möglich einsetzen und immer wieder versuchen, ob man ihre Dosis in stabileren Krankheitsphasen wieder reduzieren kann.

Eine *absolute Indikation* zur Anwendung systemischer Glukokortikoide ist die akute Verschlechterung eines vorher gut eingestellten Asthmapatienten, beispielsweise im Rahmen eines *interkurrenten Atemwegsinfekts*. Statt der immer noch weit verbreiteten Verordnung eines Antibiotikums sollte der Asthmatiker vorübergehend eine höhere orale Steroiddosis einnehmen oder – falls er vorher mit inhalativen Steroiden ausreichend eingestellt war – während des Infekts zusätzlich systemische Glukokortikoide erhalten.

Lebensrettend ist die Anwendung systemischer Glukokortikoide beim *schweren akuten Asthmaanfall* und ganz besonders beim *Status asthmaticus*. Therapie der Wahl ist die intravenöse Bolus-Injektion eines wasserlöslichen Glukokortikoids in einer Dosis von 100 bis 250 mg Prednison-Äquivalent. Die gleiche Dosis kann nach etwa 3 Stunden wiederholt werden. Meist hat der Asthmapatient in einer solchen Situation bereits Überdosen aus einem beta-adrenergisch wirkenden Dosier-Aerosol inhaliert, ohne daß sich die Bronchospastik gebessert hat. Dies muß jedoch noch nicht gleichbedeutend mit einer Resistenzentwicklung der Beta-Rezeptoren der glatten Bronchialmuskulatur sein. Häufig ist der schwer obstruktive Patient einfach nicht in der Lage, aus seinem Dosier-Aerosol so zu inhalieren, daß die inhalierte Substanz in die Tiefe des Tracheo-Bronchialbaums gelangt. Man kann bei einem herzgesunden jungen Patienten mit einer Pulsfrequenz unter 140/Min. daher versuchen, ob die *parenterale* Gabe eines *Beta-Adrenergikums* noch einen Effekt bringt. Die gleichzeitige Injektion eines Glukokortikoids hat neben vielen anderen Effekten eine verbesserte Wirkung des Beta-Adrenergikums an der glatten Bronchialmuskulatur zur Folge.

Bei allen anderen Patienten, besonders bei älteren Patienten mit Verdacht auf zusätzliche koronare Herzkrankheit, Linksherzinsuffizienz oder Herzrhythmusstörungen, ist mit der parenteralen Beta-Adrenergika-Therapie Vorsicht am Platz! Empfehlenswerter ist in solchen Fällen die Therapie mit *Theophyllin-Infusionen*. Hier ergibt sich allerdings das Problem, daß viele Patienten bereits unter einem oralen Theophyllin-Retardpräparat stehen. Um die ideale Theophyllindosierung auch für solche Patienten ermitteln zu können, wäre eine Bestimmung des *Theo-*

*phyllin-Blutspiegels* wünschenswert, die in Kürze wahrscheinlich über die Messung des Theophyllingehaltes im Speichel des Patienten mit Hilfe von Sticks auch für den Notfalldienst verfügbar sein wird. Im Augenblick besteht keine andere Wahl, als bei einem mit einem Theophyllin-Retardpräparat vorbehandelten Patienten probatorisch nur ¼ bis ½ der „Loading dose“ zu geben. Letztere beträgt etwa 5 mg Theophyllin/kg Körpergewicht.

Der *Status asthmaticus* ist ein Beispiel dafür, wie ein therapeutisches Stufenprogramm nicht mit dem *Glukokortikoid* endet, sondern damit beginnt. Es gibt keine Zweifel, daß von sämtlichen therapeutischen Maßnahmen die intravenöse Injektion eines Glukokortikoid-Präparats die wirksamste Maßnahme darstellt; denn vor der Ära der Glukokortikoide betrug die Letalität des schweren Status asthmaticus bis zu 50%.

Nach Beherrschung der akuten Symptomatik wird versucht, das in Abbildung 1 gezeigte Therapieschema Schritt um Schritt und Stufe um Stufe zurückzugehen. Zunächst wird die anfangs parenterale Steroidtherapie auf eine orale und inhalative Steroidtherapie umgestellt. Bleiben klinische Symptomatik und Peak-Flow stabil, so wird als nächster Schritt versuchsweise das orale Steroid vorsichtig reduziert – in

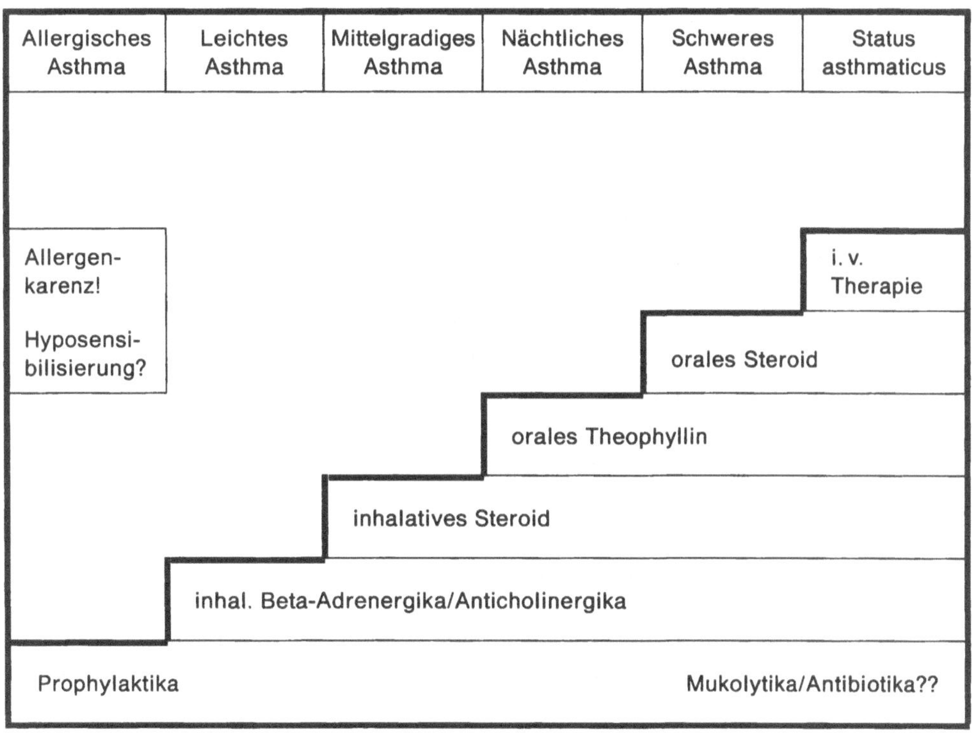


Abb. 1 Stufenprogramm in der Asthmatherapie (Einzelheiten siehe Text).

der Hoffnung, über längere Zeit allein mit einer inhalativen Steroidtherapie auszukommen. Hier wird es Erfolge aber immer wieder auch Mißerfolge geben, so daß bei einem Asthmapatienten im Laufe seiner launischen Krankheit eine häufigere Bewegung auf der Therapietreppe unvermeidlich ist.

## Wirkungen der Glukokortikoide beim Asthma

Glukokortikoide greifen auf mehreren Ebenen in den Pathomechanismus des Asthma bronchiale ein (Tabelle 1):

- Sie beeinflussen die *Immunreaktion*.
- Sie blockieren die *Mediatorsynthese*.
- Sie haben (allerdings in sehr hohen Dosen!) einen *membranstabilisierenden Effekt* und verhindern damit die Mediatorfreisetzung aus Leukozyten und anderen Entzündungszellen.
- Sie wirken direkt auf die *Zielorgane*, die an der Bronchialobstruktion beteiligt sind (Bronchokonstriktion, Mukus, Schleimhautödem).

Als die Möglichkeit einer Glukokortikoidtherapie noch nicht zur Verfügung stand, war es eine alte klinische Beobachtung, daß sich eine Asthmasymptomatik gelegentlich spontan besserte, wenn der Patient Fieber bekam. Darauf beruhte die empirische Behandlung mit Eigenblut oder die künstliche Erzeugung von Fieber durch Terpentinabszesse. Wir wissen heute, daß das fiebererzeugende Pyrogen identisch ist mit dem Interleukin 1, das aus Makrophagen freigesetzt wird. Es bewirkt neben vielen anderen Effekten am Hypothalamus eine Stimulation von CRH, damit eine Freisetzung von ACTH und so letztlich eine Synthesesteigerung von Kortisol in der Nebenniere. Die Erhöhung des Plasmakortisols hat neben anderen Effekten auch eine Dämpfung der dem exogen-allergischen Asthma zugrunde liegende IgE-vermittelten Immunreaktion zur Folge. Heute setzt sich ohnehin die Auffassung durch, daß die Glukokortikoide eine wichtige physiologische Bedeutung im Zusammenhang mit der Modulation von Immunreaktionen besitzen (s. S. 11 ff.).

Während eine Beeinflussung der Asthmapathogenese auf der immunologischen Ebene nur für das *exogen-allergische Asthma* von Bedeutung ist, betrifft die Hemmung der Mediatorsynthese durch Glukokortikoide auch das *nicht-allergische Asthma* (*Intrinsic-Asthma*). An der Entstehung der für die Asthmakrankheit typischen bronchialen Hyperreaktivität sind zahlreiche Mediatoren beteiligt, die unter dem Einfluß von Phospholipase $A_2$ aus Membranphospholipiden entstehen. Die wichtigsten sind plättchenaktivierender Faktor (PAF), Prostanoide (z. B. Thromboxan $A_2$), Leukotriene (z. B. $LTB_4$, $C_4$, $D_4$, $E_4$) und Hydroxyeikosatetraensäuren (HETE-Substanzen). Glukokortikoide hemmen die Phospholipase $A_2$ und unterbrechen damit den Phospholipidmetabolismus (Einzelheiten siehe S. 23 ff.).

Tabelle 1 Wirkungen der Glukokortikoide beim Asthma

| Angriffspunkte | Wahrscheinlicher Wirkungsmechanismus |
|---|---|
| Immunreaktion | • Hemmung der Antigenpräsentation durch Makrophagen<br>• Suppression sämtlicher Lymphozytenpopulationen |
| Mediatorsynthese | • Blockade des Phospholipidmetabolismus, am stärksten in Makrophagen und Eosinophilen, aber auch in Mastzellen und Neutrophilen. |
| Mediatorfreisetzung | • Unspezifischer membranstabilisierender Effekt in Leukozyten und vielen anderen Zellen (*sehr hohe Dosen!*) |
| Zielorgane | • Permissive Wirkung auf die glatte Bronchialmuskulatur (‚anti-downregulation effect') <br>• Reduktion der Mukusproduktion und Stimulation der Surfactantsynthese (‚anti-glue effect')<br>• Endothelabdichtung in den kleinen Blutgefäßen der Mukosa (‚antileakage effect') |

Ein Teil des antiasthmatischen Effekts der Glukokortikoide dürfte auch auf einer *direkten Beeinflussung der Zielzellen*, z.B. der glatten Bronchialmuskelzellen, beruhen. Hier spielt die Potenzierung der Beta-Adrenergika-Wirkung eine Rolle. Dieser Mechanismus wird als *„permissive Wirkung"* der Glukokortikoide bezeichnet. Glukokortikoide wirken einer Resistenzentwicklung der Beta-Rezeptoren entgegen (*„anti-downregulation effect"*).

Neben der Bronchokonstriktion werden durch Glukokortikoide aber noch zwei weitere Obstruktionsmechanismen beeinflußt:

- Die Mukusproduktion in Schleimdrüsen und Becherzellen wird reduziert und die Surfactantsynthese wird stimuliert (*„anti-glue effect"*).
- Glukokortikoide wirken antiödematös durch Endothelabdichtung in den kleinen Blutgefäßen der Mukosa (*„anti-leakage effect"*) [3].

## Chronische obstruktive Bronchitis und obstruktives Emphysem

Laut Definition der WHO liegt eine *chronische Bronchitis* vor, „wenn ein Patient in zwei aufeinanderfolgenden Jahren jeweils mindestens drei Monate lang Husten und Auswurf hat" [2].

Im Gegensatz zu dieser rein symptomorientierten Bronchitisdefinition ist das *Lungenemphysem* pathologisch-anatomisch definiert als „irreversible Erweiterung der alveolentragenden Lufträume" [2].

Der Kliniker kann mit beiden Definitionen wenig anfangen. Im Falle der Bronchitis sind für die einzuschlagende Therapie und für die Prognose weniger die Symptome

Husten und Auswurf von Bedeutung, sondern hier steht das Ausmaß der *Atemwegsobstruktion* an erster Stelle. Das gleiche trifft für das Lungenemphysem zu: Je mehr die obstruktive Komponente bei einem Emphysem im Vordergrund steht, um so schlechter ist die Prognose.

Während die Asthmadiagnose aufgrund des gut nachweisbaren Symptoms der Hyperreaktivität leicht zu stellen ist, macht die Trennung zwischen Emphysem einerseits und obstruktiver Bronchitis andererseits erhebliche Schwierigkeiten. In fortgeschrittenen Stadien handelt es sich ohnehin meist um schwer differenzierbare *Mischformen* aus chronisch-obstruktiver Atemwegserkrankung („*bronchialer Typ*") und chronisch-obstruktiver Lungenerkrankung („*Emphysemtyp*").

So klar die Indikation für eine Glukokortikoidtherapie beim Asthma ist, so kontrovers sind auch gegenwärtig noch die Diskussionen um den Stellenwert der Glukokortikoidtherapie bei chronischer obstruktiver Bronchitis. Sowohl die inhalativen wie die systemischen Glukokortikoide sind im medikamentösen Stufenschema enthalten, das die *Deutsche Liga zur Bekämpfung der Atemwegserkrankungen* für die Langzeitbehandlung der chronischen obstruktiven Bronchitis empfiehlt [1].

Es gibt bis heute aber keine prospektive kontrollierte Studie, die den Wert der Glukokortikoidbehandlung bei der chronischen obstruktiven Bronchitis mit letzter Sicherheit beweist. Eine *retrospektive Studie* aus den Niederlanden [5] spricht dafür, daß eine Langzeittherapie mit Glukokortikoiden die Prognose der Patienten verbessern kann. 139 Patienten wurden in ihren klinischen und lungenfunktionsanalytischen Befunden im Mittel 10,6 Jahre lang zurückverfolgt. Hinsichtlich des Verhaltens des forcierten Exspirationsvolumens ($FEV_1$) konnten statistisch vier Gruppen unterschieden werden:

- eine Gruppe mit kontinuierlichem Abfall
- eine Gruppe ohne Änderung während der Beobachtungszeit
- eine Gruppe mit vorübergehender Besserung und späterer erneuter Verschlechterung
- eine Gruppe mit vorübergehender Verschlechterung und späterer Besserung.

Der einzige statistisch signifikante Unterschied zwischen diesen vier Gruppen betraf die Variable *Glukokortikoidtherapie*. In der Gruppe der kontinuierlichen $FEV_1$-Verschlechterung waren nur 12% der Patienten mit Glukokortikoiden behandelt worden, während in der $FEV_1$-stabilen Gruppe 81% der Patienten während der Beobachtungszeit Glukokortikoide in einer Tagesdosis von mindestens 10 mg Prednison-Äquivalent erhalten hatten. Die 12% der ersteren Gruppe, die Glukokortikoide eingenommen hatten, zeigten nur einen halb so großen jährlichen $FEV_1$-Abfall wie die restlichen 88%, die kein Glukokortikoid erhalten hatten.

Die beiden anderen Gruppen mit diskontinuierlichem Verlauf des $FEV_1$ waren wegen der geringen Patientenzahl nicht sicher zu beurteilen; es fiel aber bei der Einzelanalyse auf, daß Verschlechterungen des $FEV_1$ jeweils mit dem Absetzen einer vorher laufenden oralen Glukokortikoidmedikation und umgekehrt Anstiege des $FEV_1$ mit dem Einsatz eines oralen Glukokortikoids verbunden waren. Die Patienten dieser beiden Gruppen dienten somit gewissermaßen als ihre eigenen Kontrollen [5].

Diese Studie spricht mit aller Vorsicht dafür, daß die chronische obstruktive Bronchitis in gleicher Weise eine Indikation für eine Glukokortikoidtherapie sein kann, wie dies für das Asthma bronchiale längst akzeptiert wird. Allgemein gilt der Grundsatz: Je mehr die Bronchitiskomponente der Atemwegsobstruktion im Vordergrund steht, um so größer ist die Chance einer Glukokortikoidwirkung; je mehr die Emphysemkomponente im Vordergrund steht, um so unwahrscheinlicher ist es, daß Glukokortikoide einen Effekt auf den Krankheitsverlauf haben. Grob vereinfacht kann man sagen, daß der Typ des „*Blue bloater*" auf Glukokortikoide besser anzusprechen scheint als der Typ des „*Pink puffer*". In der praktischen Therapie bleibt aber keine andere Wahl, als bei jedem einzelnen Patienten vor der Entscheidung zu einer Glukokortikoid-Langzeit-Therapie in einem mehrwöchigen Versuch sorgfältig zu prüfen, ob er ein Glukokortikoid-Responder ist oder nicht.

## Literatur

[1] Deutsche Liga zur Bekämpfung der Atemwegserkrankungen: Empfehlungen für ein Stufenschema der medikamentösen Langzeittherapie obstruktiver Atemwegserkrankungen. Dtsch. med. Wschr. *113* (1988) 1609–1612.

[2] Morgenroth, K., D. Nolte: Atlas der Pneumologie. PVG Verlag, München 1981.

[3] Nolte, D.: Asthma. 4. Aufl. Urban & Schwarzenberg, München 1989.

[4] Nolte, D., W. Strösser: Obstruktive Atemwegserkrankungen. Vieweg, Braunschweig 1989.

[5] Postma, D. S., I. Peters, E. J. Steenhuis et al.: Moderately severe chronic airflow obstruction. Can corticosteroids slow down obstruction? Eur. Respir. J. *1* (1988) 22–26.

# Neue Aspekte zur Pharmakologie, Physiologie und Endokrinologie der Glukokortikoide

*H. L. Fehm*

## Einleitung

Vor einigen Jahren sah es so aus, als sei die Glukokortikoidforschung zu einem gewissen Abschluß gelangt, als gäbe es auf diesem Gebiet nichts mehr zu erforschen. Tatsächlich jedoch haben die letzten Jahre einen geradezu dramatischen Zuwachs an Kenntnissen gebracht. Dies ist auf die Anwendung neuer Methoden, insbesondere molekularbiologischer Methoden zurückzuführen, die unter anderem die Aufklärung der Struktur des Glukokortikoidrezeptors ermöglichten. Erfreulicherweise führen die neuen Erkenntnisse nicht zu einer weiteren Komplizierung des bereits reichlich komplexen Sachverhaltes: Im Gegenteil zeichnen sich die neugewonnenen Konzepte durch eine größere Einfachheit und Klarheit aus. Insofern bringt die Auseinandersetzung mit den neuen Erkenntnissen für jeden Arzt, der mit Glukokortikoiden umgeht, einen Gewinn. Um eine allzugroße Überschneidung mit anderen Beiträgen dieses Bandes zu vermeiden (insbesondere Hahn: Wirkungsmechanismen der Glukokortikoide bei bronchialer Entzündungsreaktion und Hyperreaktivität) beschränkt sich dieser Artikel auf folgende Aspekte:

- der nukleäre, zytoplasmatische und membranständige Glukokortikoidrezeptor
- Glukokortikoide und Zytokine
- zentralnervöse Wirkungen von Glukokortikoiden.

## Nukleärer, zytoplasmatischer und membranständiger Glukokortikoidrezeptor

Die molekularen Ereignisse der Wirkung der Glukokortikoidhormone sind bei allen Klassen von Steroidhormonen (Glukokortikoide, Mineralokortikoide, Östrogene, Gestagene, Androgene) ähnlich. Nach den bisherigen Vorstellungen wirken diese Hormone dadurch, daß sie auf einen zytoplasmatischen Rezeptor stoßen. Man ging dabei davon aus, daß das Steroid durch passive Diffusion die Zellmembran überwindet und in das Zytoplasma gelangt. Die Bindung des Steroids an den zytoplasmatischen Rezeptor führt zu dessen „Aktivierung"; diese Aktivierung bedingt eine erhöhte Affinität des Steroidrezeptorkomplexes zum Zellkern, so daß dieser dorthin wandert [15]. In letzter Zeit mehren sich jedoch die Befunde, die dafür sprechen, daß der Steroidrezeptor von vornherein im Zellkern lokalisiert ist und daß es sich beim zytoplasmatischen Rezeptor um einen Extraktionsartefakt handelt. Entsprechende Untersuchungen wurden vor allem im Falle des Östrogenrezeptors durchgeführt; sie gelten jedoch mit großer Wahrscheinlichkeit für alle Klassen von Steroidhormonrezeptoren.

1985 ist es gelungen, die Struktur des Glukokortikoidrezeptors aufzuklären [10]. Es handelt sich um ein Protein, das aus 777 Aminosäuren besteht. Zunächst wurde die mRNA des menschlichen Glukokortikoidrezeptors isoliert, die komplementäre DNA

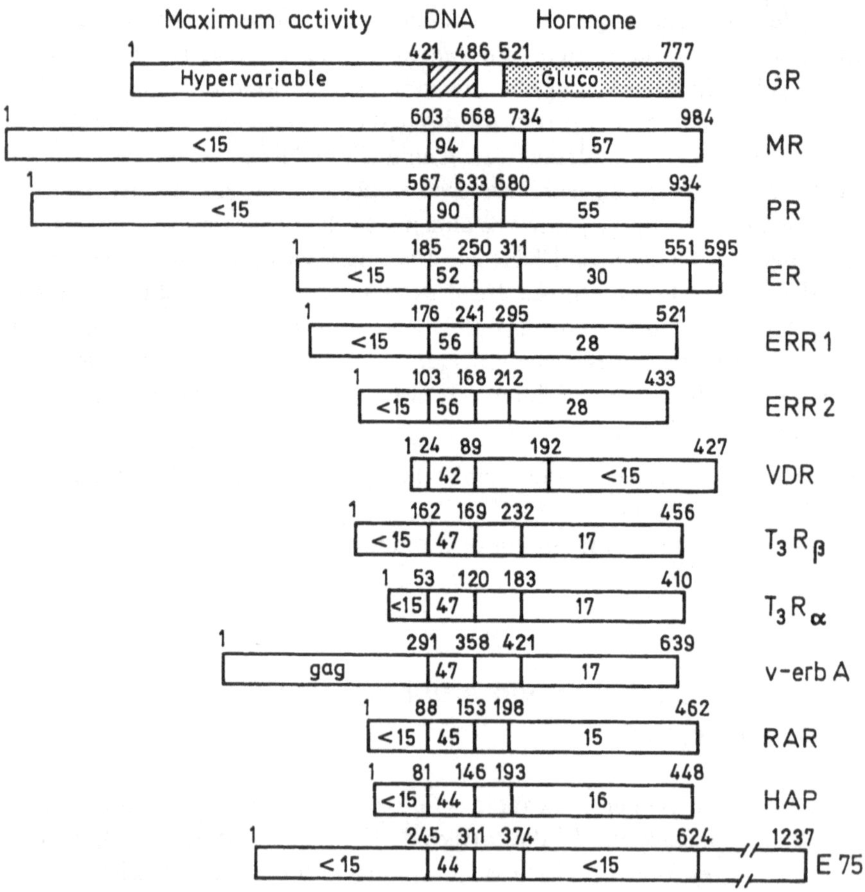


Abb. 1 Schematischer Vergleich der Aminosäurenzusammensetzung der verschiedenen Mitglieder der Steroidrezeptorsuperfamilien. In den Balken ist der Prozentsatz identischer Aminosäuren für die einzelnen Regionen angegeben (aus: Evans [5]). Abkürzungen s. Text.

kloniert und die Nukleotidsequenz festgestellt. Die Aminosäuresequenz wurde dann aus der Nukleotidsequenz abgeleitet. An dem so in seiner Struktur aufgeklärten Molekül lassen sich drei Domänen unterscheiden [17]: eine Domäne am C-terminalen Ende, die offenbar für die Bindung des Steroids wichtig ist, eine mittlere Domäne, die für die Bindung des Rezeptors an die DNA verantwortlich ist und eine dritte Domäne, deren Funktion derzeit weitgehend unklar ist. Es hat sich sehr rasch gezeigt, daß der Glukokortikoidrezeptor GR einer Familie von Rezeptoren angehört, die alle sehr ähnlich gebaut sind (Abb. 1). Dazu gehört der Mineralkortikoidrezeptor LMR, der Progesteronrezeptor PG, der Östrogenrezeptor ER, aber auch der Rezeptor für das Vitamin D VDR und das Schilddrüsenhormon $T_3R$. Außerordentlich interessant darüberhinaus ist die Homologie mit dem v-erb-A Onkogen [5]. Man geht davon aus, daß diese Superfamilie von Rezeptoren aus der Evolution eines gemeinsamen Vorläufers entstanden ist. In Abbildung 2 sind die derzeitigen Vorstellungen über die Wirkung der Steroidhormone auf zellulärer Ebene schematisch dargestellt. Zwei Eigenschaften des Glukokortikoidrezeptors sind für unser Verständnis der Pharmakologie und Endokrinologie der Glukokortikoide von größter Bedeutung, nämlich

- die Ubiquität des Rezeptors und
- die Einheitlichkeit des Rezeptors.

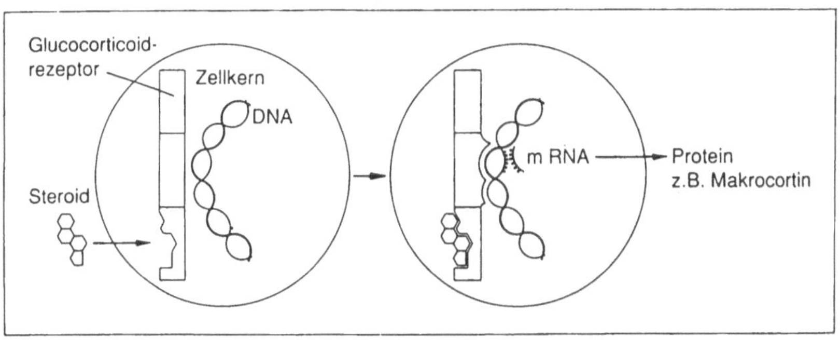


Abb. 2 Schematische Darstellung der derzeitigen Vorstellung über die Interaktion Steroid-Rezeptor. Die Bindung des Steroids führt zur Aktivierung des Rezeptors, d. h. die entsprechende Domäne kann nun mit Bindungsstellen der DNA reagieren. Dies führt zur vermehrten Transskription bestimmter Gene und damit zur Bildung von Proteinen.

## *Ubiquität des Rezeptors*

Bisher konnten in jedem Zelltyp, der daraufhin untersucht wurde, die Existenz von Glukokortikoidrezeptoren nachgewiesen werden. Es gibt lediglich Schwankungen in der Anzahl, die zwischen 5 000 und 100 000 pro Zelle liegt. Man muß also davon ausgehen, daß jede Zelle eine Reaktion zeigen wird, wenn sie Glukokortikoiden ausgesetzt wird und daß das biologische Resultat dieser Reaktion für jeden Zelltypus spezifisch ist. Daraus leitet sich ab, daß es so viele Glukokortikoidwirkungen wie Zelltypen gibt. So bewirken Glukokortikoide in der Leberzelle eine vermehrte Glukoneogenese, ACTH-produzierende Zellen des Hypophysenvorderlappens stellen Biosynthese und Sekretion von ACTH ein, Lymphozyten können zerstört werden, Neuronen ändern die Feuerungsrate etc. Eine komplette Aufzählung aller biologischen Effekte von Glukokortikoiden ist offensichtlich nicht möglich.

## *Einheitlichkeit des Rezeptors*

Alle vorliegenden Befunde sprechen dafür, daß unter physiologischen Verhältnissen in allen Zellen das genau gleiche Rezeptormolekül vorliegt. Dies aber impliziert, daß man mit jeder Glukokortikoidgabe immer das gesamte Spektrum von Wirkungen auslösen wird und daß es nicht möglich ist, durch Abwandlung des Moleküls bestimmte erwünschte Wirkungen hervorzuheben und andere unerwünschte Wirkungen bzw. Nebenwirkungen zu unterdrücken. Solche Versuche sind ja lange genug unternommen worden und bis in die jüngste Zeit wurde behauptet, daß bestimmte Steroide gewisse Nebenwirkungen nicht hätten. Hoffnungen in diese Richtung sollten endgültig begraben werden.

Die verschiedenen klinisch gebräuchlichen Steroide unterscheiden sich in dieser Hinsicht nur noch durch ihre Affinität zum Rezeptor. Im wesentlichen läuft die Affinität zum Rezeptor der antiinflammatorischen Potenz parallel. Während die natürlichen Steroide wie das Kortisol nicht nur Affinität zum Glukokortikoidrezeptor, sondern auch zum Mineralocorticoidrezeptor haben, handelt es sich bei den klinisch gebräuchlichen Steroiden überwiegend um reine Glukokortikoide (Tabelle 1).

Man muß davon ausgehen, daß die Wirkung eines Glukokortikoids, die nach dem oben dargestellten Schema abläuft, wenigstens 20 Minuten in Anspruch nimmt, ehe ein biologischer Effekt festgestellt werden kann. Dies entspricht der klinischen Beobachtung, daß es eine Stunde und mehr dauert, bis zum Beispiel beim Asthmatiker die klinische Wirkung eintritt. Es gibt jedoch Wirkungen, die wesentlich schneller, sozusagen sofort einsetzen. Ein Beispiel dafür ist die Hemmung der ACTH-Sekretion (Abb. 3). Hier kann unter optimalen Bedingungen eine signifikante Hemmung bereits nach 5 Minuten festgestellt werden. Beobachtungen dieser Art haben schon vor langem zu dem Postulat geführt, daß erste und unspezifische Glukokortikoidwirkung bereits beim Durchtritt des Steroids durch die Zellmembran ausgelöst werden, daß also das Steroid nicht passiv in die Zelle diffundiert, sondern daß es über einen membranständigen Rezeptor in die Zelle transportiert wird. Alle Bemühungen dieses membranständigen Rezeptors habhaft zu werden sind jedoch bisher erfolglos geblieben. Erst 1988 gelang es einer amerikanischen Arbeitsgruppe, diesen Rezeptor näher zu charakterisieren [13]. In Tabelle 2 sind Untersuchungen dieser Autoren zur

Tabelle 1 Therapierelevante pharmakologische Parameter handelsüblicher Glukokortikoidpräparate

| Steroid | Handelspräparat | gluko-korti-koide Wirkung | mineralo-korti-koide Wirkung | relative Rezeptoraffinität | | Plasma Halbwerts-zeit |
|---|---|---|---|---|---|---|
| | | | | Ballard et al. [1] | Rohdewald et al. [14] | |
| Kortisol | Hydrocortison Hoechst Cortison CIBA, Scheroson Ficortil etc. | 1 | 1 | 100 | 9 | 78–96 |
| Prednisolon | Decortin H, Scherisolon Deltacortin Hostacortin H, Ultracoren etc. | 4–5 | 0,6 | 220 | 16 | 162–240 |
| 16-Methylen-prednisolon = Prednyliden | Decortilen | 4–5 | 0 | – | 14 | 162 |
| 6α-Methyl-prednisolon | Urbason Medrate | 4–5 | 0 | 1990 | 42 | 141–168 |
| Triamcinolon | Volon Delphicort | 4–5 | 0 | – | 9 | 200–300 |
| Fluocortolon | Ultralan | 4–5 | 0 | – | 64 | 48–102 |
| Triamcinolon-acetonid | Volon A | 10 | 0 | 1350 | – | – |
| Betamethason | Celestan Betnesol | 30 | 0 | 540 | 58 | 300–400 |
| Dexamethason | Fortecortin Millicorten Decadron Auxiloson | 30 | 0 | 710 | 100 | 201–255 |

Spezifität dieses Rezeptors dargestellt. Es ist zu erkennen, daß Dexamethason nur eine geringe Affinität zu diesem Rezeptor hat und dem entspricht die Beobachtung, daß durch Dexamethason eine rasche Hemmung der ACTH-Sekretion nicht erzielt werden kann. Ob der membranständige Rezeptor auch eine therapeutische Relevanz hat, ist derzeit noch unklar. Zur klinischen Bedeutung rasch einsetzender unspezifischer Glukokortikoideffekte gibt es kaum Untersuchungen. Sollten sie klinisch eine Rolle spielen, wäre daraus eine Kontraindikation für die Gabe von Dexamethason zum Beispiel beim Status asthmaticus abzuleiten.

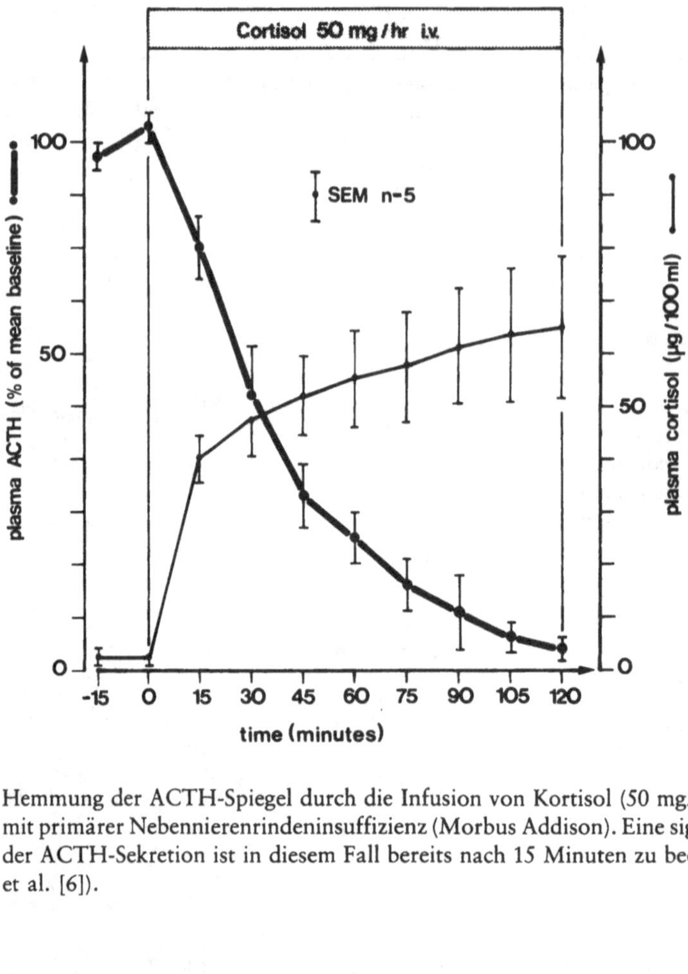


Abb. 3 Hemmung der ACTH-Spiegel durch die Infusion von Kortisol (50 mg/h i. v.) bei Patienten mit primärer Nebennierenrindeninsuffizienz (Morbus Addison). Eine signifikante Hemmung der ACTH-Sekretion ist in diesem Fall bereits nach 15 Minuten zu beobachten (aus: Fehm et al. [6]).

Tabelle 2 Leberzellmembranen wurden mit $2 \times 10^{-8}$ M [$^3$H] Kortisol inkubiert zusammen mit nichtmarkiertem Cortisol ($2 \times 10^{-6}$ M; Kontrolle) oder nicht markierten verdrängten Steroiden. [$^3$H] Kortisol allein wurde vollständig gebunden und es wurde durch überschüssiges nicht markiertes Kortisol vollständig aus dieser Bindung verdrängt. In Anwesenheit von Dexamethason wurden dagegen immer noch 16% des [$^3$H] Kortisol gebunden (aus: Quelle et al. [13]).

| Verdrängtes Steroid | spez. Bindung v. dpm/mg Protein | [$^3$H] Kortisol % d. Kontrolle |
|---|---|---|
| Keines | 2390 (14) | 100 (0) |
| Kortisol | 90 ( 7) | 0 (0) |
| Dexamethason | 452 (28) | 16 (0) |
| Progesteron | 86 (29) | 0 (0) |
| Testosteron | 1190 (15) | 48 (1) |
| 17 β-Östradiol | 1810 (74) | 75 (4) |

## Glukokortikoide und Zytokine

Glukokortikoide wirken dadurch, daß der aktivierte Glukokortikoidrezeptor die Transkription bestimmter Gene steigert. Es kommt damit zur vermehrten Bildung von mRNA und schließlich zur Bildung von Proteinen. Eines dieser die Glukokortikoidwirkung vermittelnden Proteine konnte 1986 in seiner Struktur aufgeklärt werden, nämlich das Makrokortin oder Lipokortin [16]. Auch hier erfolgte die Strukturaufklärung mit molekularbiologischen Techniken. Vom Makrokortin weiß man seit langem, daß es eine membranständige Phospholipase A 2 hemmt, die für die Freisetzung der Arachidonsäure aus einem Phospholipidpool zuständig ist. Die Arachidonsäure ist die Ausgangssubstanz für die Prostaglandine, Thromboxane und Leukotriene. Der limitierende Faktor bei der Synthese dieser Substanzen ist die Menge an zur Verfügung stehender Arachidonsäure. Die Bedeutung der Leukotriene in der Pathogenese des Asthma bronchiale ist unumstritten. Diese Zusammenhänge scheinen hervorragend geeignet, die Wirksamkeit der Glukokortikoide zum Beispiel beim Asthma bronchiale zu erklären. In letzter Zeit mehren sich jedoch die Hinweise, daß die Hemmung der Prostaglandin- und Leukotriensynthese die therapeutischen Wirkungen der Glukokortikoide nur unzureichend zu erklären vermag. Stattdessen liegen Befunde vor, die dafür sprechen, daß die Hemmung der Freisetzung der Zytokine eine ebensogroße, wenn nicht noch größere Rolle spielt.

Die Zellen des Immunsystems, Monozyten, Makrophagen, T- und B-Lymphozyten kommunizieren miteinander und mit den anderen Organen, indem sie Proteohormone freisetzen, die als Monokine, Lymphokine bzw. Zytokine bezeichnet werden [3]. In den letzten Jahren konnte die Struktur einer ganzen Reihe dieser Zytokine aufgeklärt werden, z. B. des Interleukin 1 und 2, der Alpha-, Beta- und Gamma-Interferone, des Tumornekrosefaktors, des B-Zell-differenzierenden Faktors (BCDF) etc. Während der B-Zell-differenzierende Faktor recht spezifisch auf die aktive T-Zelle wirkt und deren Umwandlung in eine Immunglobulin-sezernierende Plasmazelle bewirkt, zeigen andere Lymphokine ein ausgedehntes Wirkungsspektrum wie zum Beispiel das Interleukin 1 und der Tumornekrosefaktor: Interleukin 1 ist unter anderem identisch mit dem endogenen Pyrogen, es induziert in der Leber die Synthese der Akuten-Phase Proteine, es wirkt schlafinduzierend und aktiviert die Osteoklasten. Ähnlich wie der Tumornekrosefaktor (Kachektin) induziert es katabolische Prozesse. Nun hat sich gezeigt, daß die Freisetzung von Interleukin 1 durch physiologische Konzentration von Kortisol sehr wirkungsvoll gehemmt werden kann. Die Hemmung durch Glukokortikoide wurde bislang für jedes Zytokin gefunden, das darauf untersucht wurde [12]. Dies besagt, daß eine Hauptwirkung der Glukokortikoide darin besteht, die Freisetzung der Zytokine zu hemmen und damit auf eine profunde Weise in das Immunsystem einzugreifen. Auf diese Weise ist das neuroendokrine System mit dem Immunsystem eng verknüpft.

Dies ist jedoch keineswegs die einzige Verknüpfung zwischen diesen beiden Systemen. Es hat sich vielmehr gezeigt, daß das Interleukin 1, der Tumornekrosefaktor und der B-Zell-differenzierende Faktor sehr potente Stimuli der ACTH-Sekretion sind. Umstritten ist lediglich, ob die Stimulation primär die hypothalamische CRH-Sekretion oder die hypophysäre ACTH-Sekretion betrifft. Auch die Interferone können die Kortisolsekretion stimulieren, tun dies jedoch auf eine vom hypophysären ACTH unabhängige Weise. Diese Erkenntnisse implizieren, daß ein Anstieg der ACTH und Kortisolsekretion ein integraler Bestandteil einer jeden Immunreaktion ist. Die Funktion des Kortisols besteht dabei offensichtlich darin, eine inadäquate Reaktion des Immunsystems mit übermäßiger Freisetzung von Zytokinen zu verhindern. Aus diesen Befunden leiten sich ganz neue Konzepte über die physiologische Bedeutung des Kortisols ab. In Abbildung 4 sind die derzeitigen Vorstellungen über diese Zusammenhänge zwischen dem neuroendokrinen und dem Immunsystem zusammenfassend dargestellt.

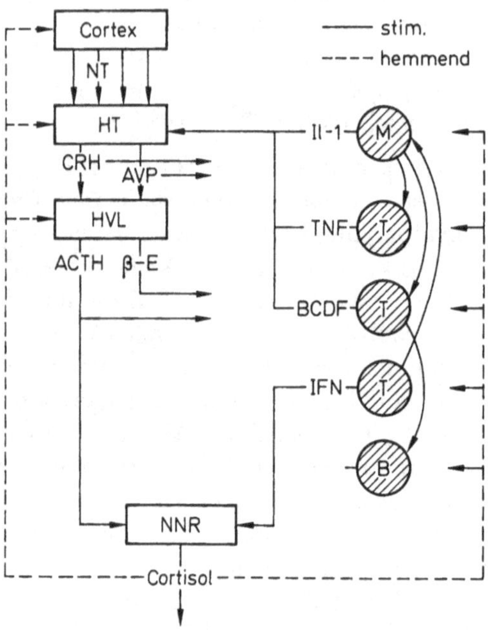


Abb. 4 Schematische Darstellung der Beziehungen zwischen dem neuroendokrinen System (CRH, ACTH, Kortisol) und dem Immunsystem. Die gestrichelten Linien zeigen die inhibitorischen Feedback-Effekte des Kortisols sowie die hemmenden Einflüsse auf das Immunsystem. Die anderen Elemente des Systems CRH, AVP, ACTH, Beta-Endorphin haben einen stimulierenden Effekt auf das Immunsystem. Abkürzungen: NT: Neurotransmitter; CRH: Kortikotropin-Releasing Hormon; AVP: Arginin-Vasopressin; HT: Hypothalamus; HVL: Hypophysenvorderlappen; Beta-E: Beta-Endorphin; NNR: Nebennierenrinde; IL 1: Interleukin 1; TNF: Tumornekrosefaktor; BCDF: B-Zelldifferenzierungsfaktor.

## Zentralnervöse Wirkungen von Glukokortikoiden

Die Aussage, daß die Glukokortikoidrezeptoren in allen Geweben identisch seien, hat eine wichtige Ausnahme, nämlich das Zentralnervensystem. Mit audioradiographischen Methoden konnte bereits 1968 von McEwen et al. [11] gezeigt werden, daß im Rattengehirn spezifische Bindungsstellen für radioaktiv markiertes Kortikosteron vorhanden sind. Kortikosteron wurde dabei vorzugsweise im Hippocampus angereichert. Quantitative Bestimmungen der nukleären Retention von Kortikosteron bestätigten diese Befunde. Wenn jedoch anstelle von Kortikosteron Dexamethason benutzt wurde, ergab sich ein gänzlich unterschiedliches Verteilungsmuster: Dexamethason reicherte sich vor allem im Hypophysenvorderlappen an, während sich für die verschiedenen zentralnervösen Strukturen nur eine geringe und gleichmäßig verteilte Anreicherung zeigen ließ. Diese Unterschiede im Verteilungsmuster der Bindungsstellen für Kortikosteron und Dexamethason waren schwer zu erklären. Dieses Rätsel konnte in den letzten Jahren gelöst werden: In einer Serie von eleganten Untersuchungen konnten DeKloet et al. zeigen, daß im Rattengehirn zwei Typen von Rezeptoren für Glukokortikoide vorkommen; sie werden als Typ I und Typ II bezeichnet (Tabelle 3). Der Typ I-Rezeptor ist physikochemisch ähnlich dem Mineralokortikoidrezeptor wie er in der Niere beschrieben wurde; er existiert jedoch in zwei pharmakologisch unterscheidbaren Formen, nämlich als Kortikosteron-bevorzugender Rezeptor (CR) und als eigentlicher Mineralokortikoidrezeptor (MR). Die hauptsächliche Lokalisation für CR sind die hippokampalen Neurone. CR stellt offensichtlich nichts anderes dar, als das 1968 von McEwen entdeckte System mit hoher Affinität zu Kortikosteron und Aldosteron. MR ist hauptsächlich in den zirkumventrikulären Organen lokalisiert und vermittelt die Effekte von Aldosteron auf den Salzappetit. Der Typ II-Rezeptor entspricht dagegen dem klassischen Glukokortikoidrezeptor (GR), wie er besonders im Lebergewebe, aber auch in anderem peripheren Gewebe charakterisiert wurde. Die Affinität des Typ II-Rezeptors zum Kortikosteron ist etwa 10fach schwächer als die des Typ I-Rezeptors. Dexamethason als reines Glukokortikoid kann nur die GR ansprechen. GR ist weit verteilt im

Tabelle 3 Nomenklatur zentralnervöser Kortikosteroidrezeptor-Systeme (nach de Kloet et al. [2]).

| | | |
|---|---|---|
| Typ I | Mineralokortikoid | – MR |
| | Kortikosteron bevorzugend | – KR |
| Typ II | Glukokortikoid | – GR |

Zentralnervensystem und wird in verschiedenen Neuronen, aber auch in Gliazellen und in Zellen des Gefäßendothels gefunden. Die autoradiographische Verteilung von GR entspricht weitgehend dem Mapping von Glukokortikoidrezeptoren, wie es mit immunzytochemischen Methoden in jüngster Zeit erarbeitet wurde [8].

Eine Herausforderung stellt immer noch die Frage dar, welche Mechanismen die Spezifität der beiden Subtypen des Typ I-Rezeptors bewirken. Eine sehr aktuelle und elegante Hypothese besagt, daß dies durch das Vorhandensein der 11-Betahydroxysteroidehydrogenase bewirkt wird [4]. Dieses Enzym wandelt Kortisol in Kortison und Kortikosteron in 11-Dehydrokortikosteron um, und damit in Substanzen, die keine Aktivität zum Glukokortikoidrezeptor mehr besitzen. Rezeptoren, die durch dieses Enzym geschützt sind, können damit nur noch von Aldosteron aktiviert werden; diese Situation liegt z. B. in der Niere vor. Im Hippocampus dagegen sind die gleichen Rezeptoren nicht geschützt und werden damit bevorzugt vom Kortisol bzw. Kortikosteron angesprochen.

Im folgenden sollen kurz zwei Experimente skizziert werden, die zeigen, daß die beiden Rezeptortypen auch im menschlichen Gehirn vorkommen und die darüberhinaus Spekulationen über die mögliche physiologische Bedeutung dieser verschiedenen Rezeptortypen erlauben. Untersucht wurde der Einfluß von Dexamethason bzw. Hydrokortison auf das Schlafprofil bei gesunden Probanden, wie es mit Hilfe der Polysomnographie erstellt werden kann [7]. Im ersten Experiment wurde vor dem Schlaf 1 mg Dexamethason oral verabreicht, im zweiten Experiment wurde während des Schlafs 100 mg Hydrokortison als Dauerinfusion verabfolgt. Gemessen wurde der prozentuale Anteil, den die Versuchspersonen in den verschiedenen Schlafstadien zubrachten. In beiden Experimenten fand sich eine signifikante Verminderung der prozentualen REM-Schlafzeit (Tabelle 4). Diese Befunde bestätigen frühere von Gillen et al. [9] berichtete Beobachtungen zum Einfluß von Prednisolon auf die REM-Schlafzeit. Neu sind dagegen die Beobachtungen bezüglich der Schlafstadien 3 und 4, die als Slow-Wave-Sleep (SWS) zusammengefaßt werden und den

Tabelle 4 Wirkung von Dexamethason und Kortisol auf das Schlafprofil gesunder Probanden. Angegeben ist die Zeit in Prozent der Gesamtschlafzeit, die in den einzelnen Schlafstadien zugebracht wurde. T zeigt Effekte an, die beiden Steroiden im Vergleich zu Plazebo eigen ist. E bezeichnet einen Unterschied im Vergleich beider Experimente. Die TE-Interaktion weist auf differentielle Wirkungen beider Steroide hin (aus: Fehm et al. [7]).

| | Experiment I | | Experiment II | | Statistik | |
|---|---|---|---|---|---|---|
| | Plazebo | Dexam. | Plazebo | Kortisol | | |
| W | 2,5 | 6,0 | 5,8 | 9,6 | T | $p < 0,05$ |
| S 1 | 9,7 | 9,3 | 10,3 | 8,7 | – | – |
| S 2 | 47,4 | 50,8 | 48,3 | 51,4 | – | – |
| SWS | 18,7 | 15,7 | 14,3 | 16,3 | TE | $p < 0,06$ |
| REM | 21,4 | 18,4 | 20,7 | 13,9 | T | $p < 0,01$ |

Tiefschlaf darstellen. Während Hydrokortison zu einer signifikanten Vermehrung der prozentualen SWS-Zeit führte, kam es unter Dexamethason zu einer signifikanten Verminderung. Diese Ergebnisse sprechen dafür, daß die Einflüsse der Steroide auf den REM-Schlaf und den Tief-Schlaf durch die verschiedenen Rezeptortypen zustandekommen. Der REM-Schlaf wird offensichtlich vom Typ II-Rezeptor vermittelt, der von Dexamethason und Hydrokortison gleichermaßen aktiviert werden kann. Die Effekte auf den Tiefschlaf sind dagegen durch den Kortisol-bevorzugenden Rezeptor vermittelt, der nur durch Kortisol aktiviert werden kann. Da Dexamethason zu einer Unterdrückung der endogenen Kortisolsekretion führt, muß man erwarten, daß die Effekte von Dexamethason denen bei exogener Zufuhr von Kortisol entgegengesetzt sind.

Diese Befunde sprechen für die Annahme, daß auch im menschlichen Gehirn verschiedene Rezeptorsysteme für Glukokortikoide existieren und daß es in Analogie zum Kortikosteron-bevorzugenden Rezeptor im Rattengehirn einen Kortisol-bevorzugenden Rezeptor im menschlichen Gehirn gibt. Die an sich schon komplizierte Pharmakologie der Glukokortikoide muß um diese Überlegungen erweitert werden, wenn es um Wirkungen auf das ZNS geht.

Insbesondere sind diese Befunde geeignet, klinische Beobachtungen, die seit langem rätselhaft sind, zu deuten. So wissen wir, daß bei Patienten mit Cushing-Syndrom jedweder Ursache ein endokrines Psychosyndrom vorliegt, das sich in der ganz überwiegenden Zahl der Patienten als depressive Verstimmung äußert. Tatsächlich sollte man immer daran denken, daß Patienten mit Cushing-Syndrom suizidgefährdet sind. Auch bei einer langdauernden hochdosierten Therapie mit Glukokortikoiden können depressive Verstimmungen auftreten, die Ausprägung ist jedoch auffallend geringer als bei der endogenen Hyperkortisolämie. Zu Beginn der Behandlung mit synthetischen Steroid wird nicht selten sogar das Gegenteil beobachtet, nämlich ein euphorisierender Effekt. Viele Ärzte nutzen diesen Effekt immer wieder mit Erfolg bei der Behandlung Schwerstkranker und sterbender Patienten aus. Die Spekulation liegt nahe, daß der euphorisierende Effekt über den Typ II-Rezeptor, der depressionsauslösende dagegen über den Typ I-Rezeptor vermittelt wird. So zeichnet sich hier tatsächlich ein Weg ab, wie wir zu einer echten Differentialtherapie mit Glukokortikoiden kommen könnten.

## Literatur

[1] Ballard, P. L., J. P. Carter, B. S. Grahan et al.: A radioreceptor assay for evaluation of the plasma glucocorticoid activity of natural and synthetic steroids in man. J. Clin. Endocrinol. Metab. *41* (1975) 290–304.

[2] de Kloet, E. R., J. M. H. M. Reul, F. S. W. de Ronde et al.: Function and plasticity of brain corticosteroid receptor systems: action of neuropeptides. J. Steroid. Biochem. *25* (1986) 723–731.

[3] Dinarello, C. A., J. W. Mier: Lymphokines. New Engl. J. Med. *317* (1987) 940–945.

[4] Edwards, C. R. W., D. Burt, M. A. McIntyre et al.: Localisation of 11β-hydroxysteroid dehydrogenase-tissue specific protector of the mineralocorticoid receptor. Lancet II (1988) 986–989.

[5] Evans, R. M.: The steroid and thyroid hormone receptor superfamily. Science *240* (1988) 889–895.

[6] Fehm, H. L., K. H. Voigt, G. Kummer et al.: Differential and integral corticosteroid feedback effects on ACTH secretion in hypoadrenocorticism. J. Clin. Invest. *63* (1979) 247–253.

[7] Fehm, H. L., W. Kern, R. Benkowitsch, G. Fehm-Wolfsdorf et al.: Influences of corticosteroids, dexamethasone and hydrocortisone on sleep in humans. Neuropsychobiology *16* (1986) 198–204.

[8] Fuxe, K., A.-C. Wikström, S. Okret et al.: Mapping of glucocorticoid receptor immunreactive neurons in the rat tel- and diencephalon using a monoclonal antibody against rat liver glucocorticoid receptor. Endocrinology *117* (1985) 1803–1812.

[9] Gillin, F. C., L. S. Jacob, D. H. Fram et al.: Acute effects of a glucocorticoid on human sleep. Nature *237* (1972) 398–399.

[10] Hollenberg, S. M., C. Weinberger, E. S. Ong et al.: Primary structure and expression of a functional human glucocorticoid receptor cDNA. Nature *318* (1985) 635–641.

[11] McEwen, B. S., J. M. Weiss, L. S. Schwartz: Selective retention of corticosterone by limbic structures in rat brain. Nature *220* (1968) 911–912.

[12] Munck, A., P. M. Guyre, N. J. Holbrock: Physiological functions of glucocorticoids in stress and their relation to pharmacological actions. Endocr. Rev. *5* (1984) 25–44.

[13] Quelle, F. W., R. V. Smith, C. A. Hrycyna et al.: [$^3$H] dexamethasone binding to plasma membrane-enriched fractions from liver of nonadrenalectomized rats. Endocrinology *123* (1988) 1642–1651.

[14] Rohdewald, P., H. W. Möllmann, G. Hochhaus: Rezeptoraffinitäten handelsüblicher Glukokortikoide zum Glukokortikoid-Rezeptor der menschlichen Lunge. Atemw.-Lungenkrh. *10* (1984) 484–489.

[15] Voigt, K. H., H. L. Fehm: Klinische Pharmakologie der systemischen Glukokortikoidtherapie. Therapiewoche *31* (1981) 6230–6240.

[16] Wallner, B. P., R. J. Mattaliano, C. Hession et al.: Cloning and expression of human lipocortin, a phospholipase $A_2$ inhibitor with potential anti-inflammatory activity. Nature *320* (1986) 77–81.

[17] Weinberger, C., S. M. Hollenberg, M. G. Rosenfeld et al.: Domain structure of human glucocorticoid receptor and its relationship to the v-erb-A oncogene product. Nature *318* (1985) 670–672.

# Wirkungsmechanismen der Glukokortikoide bei Asthma, bronchialer Entzündungsreaktion und Hyperreaktivität

*H.-L. Hahn*

## Zusammenfassung

Glukokortikoidwirkungen sind überwiegend inhibitorisch. Steroide wirken in der Regel über eine Steuerung der Proteinsynthese auf Transkriptionsebene. Einige wenige Steroidwirkungen sind allerdings so schnell, daß es schwerfällt, sie über diesen Mechanismus zu erklären. In diesen Fällen wirken Steroide vermutlich direkt auf den Kalziumeinstrom oder sie interferieren mit der Phosphorylierung von Proteinen und für diese Wirkungen sind möglicherweise andere als die „normalen" Typen von Glukokortikoidrezeptoren oder Effektorsystemen verantwortlich. Die inhibitorischen Wirkungen der Steroide sind mannigfach. Steroide hemmen die Sekretion von Plasminogenaktivator, Kollagenase und Elastase durch Makrophagen. Sie verhindern die IgE-induzierte Freisetzung von Histamin und Leukotrienen aus Basophilen, an manchen Spezies auch aus Mastzellen. Über eine Synthese des Proteins Lipocortin hemmen sie die Aktivität der Phospholipase $A_2$ und reduzieren auf diese Weise die Freisetzung von Arachidonsäure aus Zellmembranen (z.B. der Neutrophilen), damit auch die Bildung von Prostaglandinen und Leukotrienen. Vermutlich über eine Endothelwirkung hemmen Glukokortikoide die Exsudation von Proteinen in Ödeme, die Adhärenz von Neutrophilen und Eosinophilen an der Gefäßwand und damit deren Auswanderung in das Gewebe. Ihre Hemmwirkung auf die Freisetzung vasodilatorischer und chemotaktischer Mediatoren trägt weiter zu ihrer entzündungshemmenden Wirkung bei. Die genannten Vorgänge verbessern die mukoziliäre Clearance, reduzieren die Sekretion von Trachealschleim und erniedrigen die Empfindlichkeit afferenter Nervenenden. Die asthmatische Spätreaktion wird gehemmt, nach längerer Behandlungsdauer werden auch Sofortreaktion und Hyperreagibilität günstig beeinflußt. Steroide stimulieren die Synthese von β-adrenergen Rezeptoren und hemmen die Entkoppelung zwischen β-adrenergen Rezeptoren und der Adenylcyclase. Sie verbessern auf diese Weise die bronchodilatierende Wirkung von β-Sympathikomimetika. Zusammenfassend haben die Glukokortikosteroide beim Asthma eine starke entzündungshemmende Wirkung. Können sie in einer Dosierung oder über eine Applikationsroute verabreicht werden, die Nebenwirkungen auf ein Minimum reduziert, sollten Steroide als Medikamente der ersten Wahl verwendet werden und nicht erst nach Versagen anderer Optionen.

# Einleitung

Glukokortikosteroide haben eine Vielzahl von Wirkungen, von denen viele, aber nicht alle, unter dem Aspekt der *Entzündungshemmung* zusammengefaßt werden können. Entsprechend sind Glukokortikoide bei vielen Krankheiten wirksam, aber die Bedeutung einzelner Wirkmechanismen variiert von Krankheit zu Krankheit. Dies wird durch den Vergleich der Wirksamkeit nichtsteroidaler Entzündungshemmer und der Glukokortikosteroide ohne weiteres offenkundig. Im klassischen Modell einer unspezifischen pulmonalen Entzündung, der Ozonexposition, waren Indometacin und Prednisolon fast gleich wirksam (Abb. 1 A, B). Auch bei rheumatischen Gelenkerkrankungen sind beide Substanzgruppen von hervorragender Wirksamkeit. In beiden Fällen darf man schließen, daß die durch Glukokortikosteroide induzierte Hemmung der Phospholipase $A_2$ und damit die Eindämmung der Leukotrien-, Prostaglandin- und Thromboxansynthese wesentlich zur therapeutischen Wirkung beiträgt, denn es ist diese Wirkung, die beide Gruppen von Substanzen gemeinsam haben. Dies gilt sicher nicht für das Asthma bronchiale und die beim Asthma beobachtete Hyperreagibilität. Weder die asthmatische Früh- noch die asthmatische Spätreaktion werden wesentlich durch Indometacin beeinflußt. Indometacin hemmt unter Umständen die auf Allergenexposition oder Allergenprovokation folgende Hyperreagibilität [118], allerdings in geringem Ausmaß, und die Wirkung ist auch umstritten [146]. Unbestritten ist die klinische Erfahrung, daß nichtsteroidale Ent-

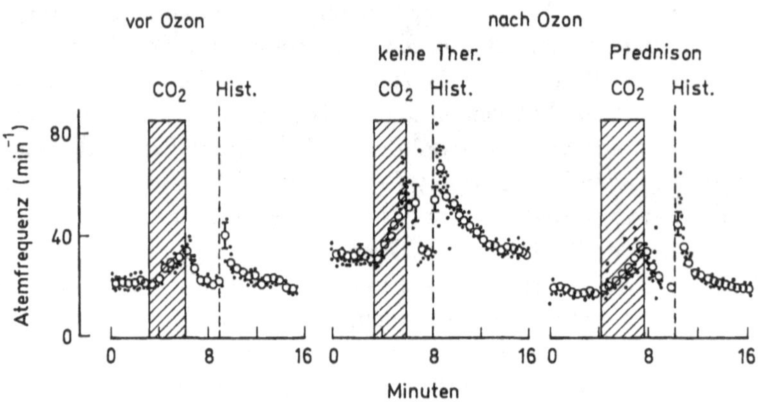


Abb. 1 A Wirksamkeit von Prednisolon auf die Ozon-induzierte pulmonale Entzündungsreaktion. Hemmwirkung von Prednison auf die durch Ozon-induzierte Störung der Atmungsregulation. Dargestellt ist die Atemfrequenz eines auf dem Laufband gehenden Hundes vor und eine Stunde nach Ozonexposition einmal ohne medikamentöse Vorbehandlung (links u. Mitte), sowie eine Stunde nach Ozonexposition vier Wochen später, nach einwöchiger Vorbehandlung mit Prednison (rechts). Reaktion durch Therapie erheblich reduziert, fast blockiert [87]. Hist. = Histamin.

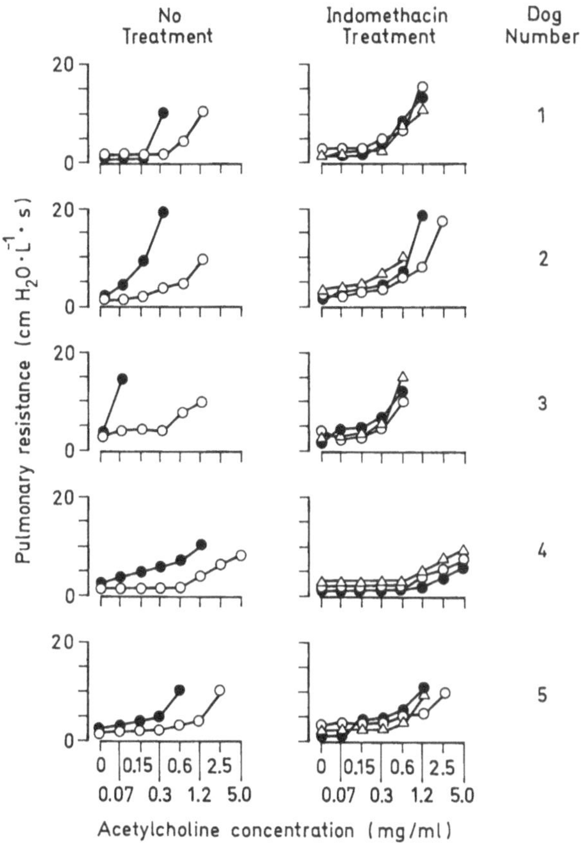


Abb. 1 B Wirksamkeit des nichtsteroiden Entzündungshemmers Indometacin auf die Ozon-induzierte pulmonale Entzündungsreaktion.
Hemmwirkung von Indometacin auf die Ozon-induzierte Steigerung der bronchialen Reagibilität gegenüber Azetylcholin. Es wurde jeweils eine Dosis-Wirkungskurve für die Wirkung von Azetylcholin (Abszisse) auf die pulmonale Resistance (Ordinate) angefertigt. Appliziert wurden Aerosolkonzentrationen zwischen 0,07 und 5,0 mg/ml Azetylcholin. Daten von 5 Hunden ohne Indometacin links und mit Indometacin rechts. In der linken Darstellung sind 2 Kurven dargestellt: vor (helle Kreise) und nach Ozonexposition (3 ppm, 2 h, dunkle Kreise). In der rechten Darstellung findet sich eine dritte Kurve (helle Dreiecke), in der die Dosiswirkungskurve vor Beginn der Indometacinbehandlung dargestellt ist (1 mg/kg alle 12 h, 4 Tage lang). Indometacin blieb ohne Wirkung auf die Reagibilität, blockierte aber völlig die durch Ozonexposition induzierte Reagibilität [147].

zündungshemmer als Antiasthmatika unbrauchbar sind. Obwohl Prostaglandine nach einer Allergenprovokation in hohen Konzentrationen in der bronchoalveolären Lavage gefunden werden [142], darf man aus der geringen klinischen Wirkung der Prostaglandinsynthesehemmer schließen, daß die Prostaglandinfreisetzung beim Asthma im Gegensatz zur rheumatischen Erkrankung keinen Schlüsselmechanismus darstellt. Beim Asthma bronchiale müssen daher andere Wirkungen der Glukokortikosteroide für die therapeutische Wirkung vorrangig sein. Hierfür kommen besonders Wirkungen auf immunologische Vorgänge in Frage, auf die noch näher eingegangen wird.

## Intrazelluläre Mechanismen der Wirkung von Glukokortikosteroiden

Die zur Steroidwirkung führenden Schritte beginnen mit dem Eindringen des Steroidmoleküls in die Zelle und seiner Bindung an ein spezifisches intrazelluläres Rezeptorprotein, das 1985 kloniert wurde [82, 92, 137]. Die Bindung bewirkt eine Konformationsänderung des Rezeptorproteins. Dies hat 2 Folgen: (a) Translokation des aktivierten Rezeptors vom Zytoplasma in den Zellkern (andere Steroidrezeptoren, z. B. der Östrogen- und Progesteronrezeptor, sind von vornherein im Zellkern lokalisiert) [36, 67] und (b) Exposition einer DNS-bindenden Wirkungsstelle, die mit spezifischen DNS-Sequenzen im Zellkern interagiert und so die Genexpression (Transkription) beeinflußt. Die DNS-bindende Wirkungsstelle des Rezeptors ist identifiziert. Das Rezeptorfragment mit DNS-bindender Aktivität hat ein Molekulargewicht von 39000. Molekularbiologische Experimente mit gezielter Rezeptorproteolyse und mit Mutanten des Glukokortikoidrezeptors haben gezeigt, daß die DNS-bindende Wirkungsstelle für die Stimulierung der Transkription ausreichend ist [69, 76, 91, 136, 164]. Über die Synthese von RNS führt dieser Schritt am Ende zur Synthese spezifischer Proteine. Die spezifischen Proteine vermitteln die Wirkungen des Steroids (vgl. S. 1 ff.).

Da die typische Steroidwirkung eine Proteinsynthese voraussetzt, tritt sie mit Verzögerung ein. Die meisten klinischen Wirkungen beginnen 1–3 Stunden nach Steroidgabe und erreichen ein erstes Plateau nach 4–8 h; manche Wirkungen brauchen noch länger. Bis zur vollen Ausprägung der Steroidwirkung auf einen Krankheitsprozeß wie das Asthma bronchiale dauert es in der Regel Wochen und Monate. Von dieser Regel gibt es Ausnahmen. Es gibt sehr rasch einsetzende Steroidwirkungen. Zum Beispiel kommt es binnen Minuten nach Glukokortikoidapplikation zur Hemmung der ACTH-Freisetzung [103, 106]. Die Wirkung beruht entweder auf der Aktivierung präformierter Proteine oder auf der Interaktion des Steroid-Rezeptor-Komplexes mit Zielstrukturen außerhalb des Zellkerns, dadurch erfolgt die Mobilisierung membrangebundenen Kalziums [83, 104].

Steroidrezeptoren existieren in den meisten Säugetiergeweben; entsprechend wirken Steroide auf die meisten Gewebe [13]. Die Auswirkung der Rezeptoraktivierung sind von Zelle zu Zelle verschieden. Jede Zelle antwortet in einer ganz bestimmten Art und Weise, die von ihrer funktionellen Differenzierung abhängt [180]. Ferner gibt es Unterschiede in der Steroidempfindlichkeit, die neben dem Differenzierungsgrad der Zelle auch durch ihre metabolische Umgebung und die Anzahl ihrer Steroidrezeptoren bedingt sind [88]. Die Gründe für die unterschiedliche Steroidempfindlichkeit bleiben häufig auch ungeklärt. Zum Beispiel können Zelltypen gleichen Differenzierungsgrades und gleicher metabolischer Umgebung (z. B. Fibroblasten), ja sogar verwandte Zellinien (z. B. Hepatomzellen) unter identischen Umgebungsbedingungen und bei gleicher Steroidrezeptorzahl und -affinität eine deutlich unterschiedliche Steroidempfindlichkeit zeigen, deren Ursache bisher ungeklärt ist [120, 138].

Wie für alle Hormone gilt auch für Steroide die Regel, daß sie biologische Prozesse nicht in Gang setzen, sondern ihre Geschwindigkeit und Stärke durch eine Wirkung auf Schlüsselenzyme modulieren.

Spezifität der Glukokortikoidwirkung wird etabliert durch verzögerte Wirkung des applizierten Glukokortikosteroids, durch Wirksamkeit in nanomolaren Konzentrationen, Fehlen gleichartiger Wirkungen anderer Steroide (z. B. Östrogene, Progesteron) und durch Hemmbarkeit der Wirkung nach der Gabe von Proteinsynthesehemmern.

Im folgenden werden Wirkungen von Glukokortikosteroiden auf den Gesamtorganismus *in vivo* oder auf Organ- und Gewebspräparationen neben Steroidwirkungen auf isolierte Zellen oder Zellkulturen *in vitro* dargestellt. Dies mag zunächst repetitiv erscheinen, ist es aber nicht. Nur selten erklärt eine *in vitro* demonstrierte Steroidwirkung *allein* einen *in vivo* existenten Steroideffekt, mag der Zusammenhang auch noch so plausibel und naheliegend erscheinen. Das zeigten immer wieder Experimente, in denen die Blockade der *in vitro* an isolierten Zellen demonstrierten Wirkung die Wirkung des Steroids *in vivo* nicht beseitigte, manchmal nicht einmal hemmte oder in denen andere Diskrepanzen zwischen Experimenten *in vivo* und *in vitro* auftraten, die den logisch erscheinenden Zusammenhang relativierten oder ausschlossen. Wiederholt werden im folgenden auch Beispiele von Steroidwirkungen genannt, die sich auf eine bestimmte Zellart oder eine spezifische Zellinie beschränken und an anderen (auch verwandten) Zellen nicht nachweisbar sind. Sicher ist dies aber nur einer der Gründe für die Diskrepanz zwischen Experimenten *in vivo* und *in vitro*.

## Mechanismen der Steroidwirkung bei pulmonalen Erkrankungen

### *Wirkungen von Glukokortikosteroiden am Gesamtorganismus, Hemmung entzündlicher und immunologischer Vorgänge*

Hier werden einige *in vivo* nachgewiesene „Globalwirkungen" auf den Krankheitsprozeß genannt, der in vielen Fällen einen Entzündungsprozeß darstellt. Mögliche zelluläre pathogenetische Mechanismen werden erwähnt. Es wird aber offengelassen, welcher Mechanismus letztlich die etablierte klinische Wirkung verursacht.

Entzündungsvorgänge sind pathophysiologisch bei vielen pulmonalen Erkrankungen wirksam, so bei Asthma bronchiale und anderen Überempfindlichkeitsreaktionen, bei akuten und chronischen Infekten und bei Gewebsschäden nach chemischen Schadstoffen. Mit den Entzündungsvorgängen eng verknüpft sind immunologische Abläufe, die besonders beim Asthma bronchiale und bei viralen und bakteriellen Infektionen von Bedeutung sind. Der Entzündungsprozeß verstärkt die zerstörende Wirkung der initialen Einwirkung, verstärkt damit auch die nachteilige Wirkung auf die Funktion der Lunge, die von vielen Organellen des Respirationstrakts abhängt. So kommt die funktionelle Störung beim Asthma bronchiale nicht allein durch Konstriktion der Atemwegsmuskulatur zustande, sondern ist auch durch eine Überproduktion von Schleim mit der Bildung von Schleimpfropfen gekennzeichnet, durch ein entzündliches Exsudat mit Entzündungszellen und abgeschilfertem Epithel im Bronchiallumen sowie durch Ödem und zelluläre Infiltration der Mucosa und Submucosa der Bronchien. Besonders IgE-vermittelte allergische Spätreaktionen sind mit entzündlichen Veränderungen assoziiert [37]. Wie Untersuchungen von Bronchialsekreten und Bronchiallavage zeigen, sind aber auch nichtallergische Formen der Bronchialobstruktion und der bronchialen Hyperreagibilität, z. B. chronische Bronchitis und Ozon-induzierte Hyperreagibilität durch entzündliche Veränderungen gekennzeichnet [27, 59, 194].

Eine Entzündungsreaktion hat verschiedene wesentliche Komponenten. Zunächst besteht eine absolute Abhängigkeit von Leukozyten. Für die akute Entzündung sind Neutrophile erforderlich. Monozyten-Makrophagen, Lymphozyten und andere in das betroffene Gewebe rekrutierte Zellen, z. B. Eosinophile, werden für die chronische Entzündung und für verzögerte Überempfindlichkeitsreaktionen benötigt. Chemotaktische Faktoren aus residenten Zellen (z. B. dem Bronchialepithel) [93, 99, 123, 178], aber auch aus Makrophagen und Mastzellen, ziehen neutrophile und eosinophile granulierte Leukozyten, Monozyten und Plättchen an [79]. Sie fördern deren Einwanderung in das betroffene Gewebe [77, 111, 144] und aktivieren die Zellen (Abb. 2), erkennbar z. B. an der vermehrten Expression immunologischer Rezeptoren für Immunglobuline (IgE, IgG) und Komplement ($C_4$, $C_{3b}$, $C_{3d}$) [5, 35, 56, 72, 75, 109, 112, 156]. Es kommt zur Freisetzung von Proteasen, lysosomaler Enzyme, Plasminogenaktivator, Histamin und verschiedener anderer Mediatoren [6, 81, 108, 142] (Abb. 3, 4). Vasoaktive Faktoren werden benötigt, die die Permeabilität der Mikrogefäße erhöhen und die Durchwanderung von Flüssigkeit und von Zellen in das Entzündungsgebiet hinein erlauben. Histamin, plättchenaktivierender Faktor (PAF), Leukotriene und Neurokinine sind Beispiele für Mediatoren, die die Gefäßpermeabilität erhöhen. Jeder Austritt von Plasmaproteinen aus der Gefäßbahn in das Gewebe löst sekundäre Mechanismen aus, insbesondere eine Aktivierung von Komplement, die Freisetzung von Kininen und eine Aktivierung des Gerinnungssystems mit Freisetzung gerinnungsfördernder und gerinnungshemmender Faktoren [53]. Mechanismen zur Erhöhung der örtlichen Durchblutung tragen zur Ansammlung von Flüssigkeit und von Leukozyten in Entzündungsherden bei [202].

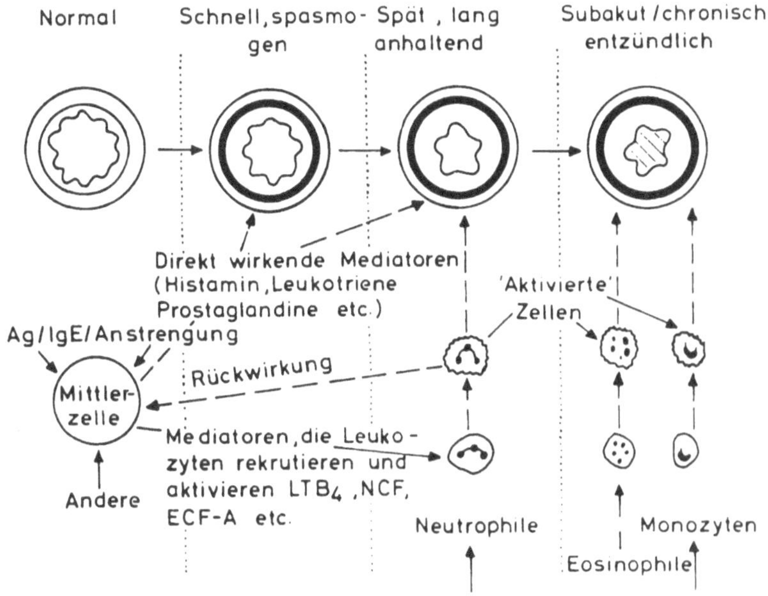


Abb. 2 Einige Aspekte der Entzündungsvorgänge bei allergischer Früh- und Spätreaktion und bei chronischer allergischer Reaktion. Der erste Reiz, z. B. die Antigen-Antikörperreaktion, Ozonexposition, ein viraler Infekt, führt zur Freisetzung von Mediatoren aus Zellen des ersten Kontakts (Mediatorzellen), z. B. alveolaren Makrophagen, Gewebsmastzellen oder auch ortsständigen Zellen wie dem Bronchialepithel. Freigesetzt werden zum einen Mediatoren mit direkter Wirkung auf Zielorgane (Histamin, Leukotriene, Prostaglandine, Neuropeptide/Proteasen/lysosomale Enzyme), zum anderen Chemotaxine, die Entzündungszellen des strömenden Blutes an den Ort der Schädigung ziehen: Leukotrien $B_4$, der chemotaktische Faktor für Neutrophile (NCF), der Eosinophilen-chemotaktische Faktor der Anaphylaxie (ECF-A) und andere. Bei diesem Prozeß werden die genannten Zellen auch aktiviert und setzen weitere Substanzen frei, die Eosinophilen z. B. das „Major Basic Protein" (MBP), das eine epitheliale Schädigung auslöst oder weiter verstärkt. Die hier sekundär freigesetzten Mediatoren wirken auf die Zellen des ersten Kontakts (Mediatorzellen) zurück und verstärken dort die Freisetzung von Mediatoren – ein Circulus vitiosus entsteht. Neben akuten Wirkungen (z. B. Bronchospasmus, Schleimfreisetzung etc.), für die zunächst die direkt wirkenden Mediatoren verantwortlich sind, kommt es zu Spät- und chronisch-entzündlichen Wirkungen, die den eingeleiteten Prozeß über längere Zeit erhalten [113]. Mono- und lymphozytäre immunologische Reaktionen, die bei viralen und bakteriellen Infekten sowie bei allergischen Reaktionen obligat beteiligt sind, werden in diesem Schema vernachlässigt und in späteren Abbildungen ausführlich beschrieben.

Glukokortikoide hemmen akute und chronische Entzündungen, weil sie fast auf jeden der genannten Vorgänge Einfluß nehmen. Besonders ihre Hemmwirkung auf die Einwanderung von Leukozyten ist relevant (Tabelle 1). Binnen Stunden nach Gabe einer Einzeldosis eines Glukokortikoids kehren Leukozyten, die bis dahin in Speicherorganen wie der Lunge und anderen Organen dem Kapillarendothel anlagerten (sog. Marginierung), in das strömende Blut zurück [21, 130, 139]. Sie stehen

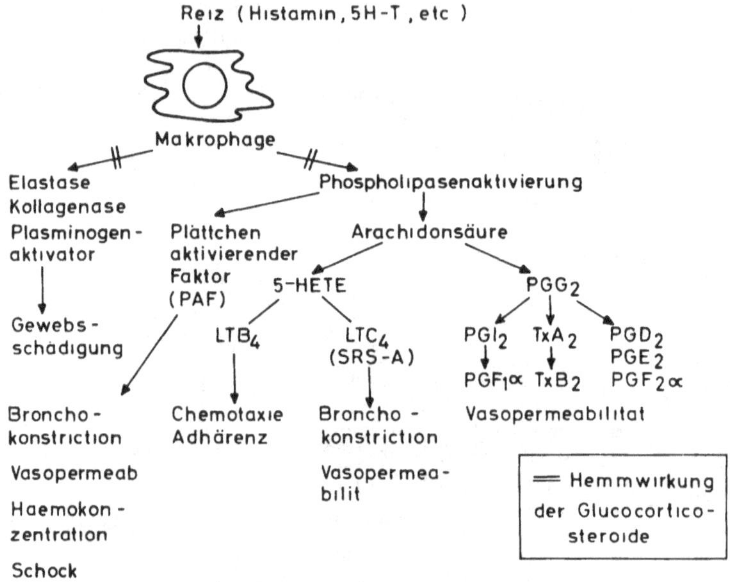


Abb. 3 Wirkung von Glukokortikosteroiden auf Makrophagen-induzierte Vorgänge nicht immunologischer Art. Glukokortikosteroide hemmen die Sekretion von Elastase, Kollagenase und Plasminogenaktivator aus Makrophagen (linke Bildhälfte) [203]. Elastase und Kollagenase führen zur Gewebeschädigung durch Zerstörung elastischer und Kollagenfasern und Zellmatrixsubstanzen. Plasminogenaktivator initiiert Fibrinolyse und unterstützt Kininbildung, Komplementproduktion und Zellinfiltration. Glukokortikosteroide hemmen ferner die Aktivierung der Phospholipase $A_2$ (Bildmitte, rechte Bildhälfte) und die Bildung von Lipidmediatoren [66].

Tabelle 1 Mechanismen der steroidinduzierten Hemmung der Einwanderung von Neutrophilen in den Entzündungsherd und der Neutrophilenfunktionen

| |
|---|
| Hemmung von Chemotaxinen ($LTB_4$, NCF, ECF-A, PAF) |
| Mobilisierung der Leukozyten von der Gefäßwand (marginierend → zirkulierend) |
| Geringere Expression von Rezeptoren für Komplement und Immunglobuline, dadurch geringere Aktivierung und Funktion |
| Hemmung von Vasodilatation und Permeabilitätserhöhung |
| Motilitäts- und/oder Membranänderung der Leukozyten |

damit nicht mehr für rasche Auswanderung durch das Endothel in das entzündete Gewebe hinein zur Verfügung. Die verschiedenen Gewebsspeicher für Neutrophile werden entleert, die Zahl der Neutrophilen im Blut steigt an, insgesamt wandern weniger Leukozyten in Entzündungsgebiete und entzündliche Exsudate hinein, wie schon vor Jahren erkannt wurde [25, 46]. Hinzu kommen Hemmwirkungen auf

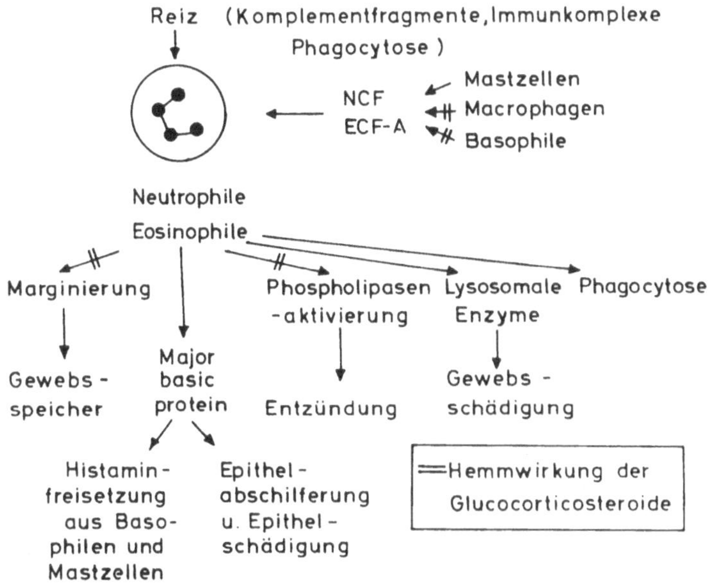


Abb. 4 Hemmwirkung von Glukokortikosteroiden auf Leukozytenaktivierung und Leukozytenfunktion. Neutrophilen- und Eosinophilenfunktionen sind in der Darstellung zusammengefaßt. Glukokortikosteroide hemmen die Freisetzung von chemotaktischen Faktoren für Neutrophile und Eosinophile aus Makrophagen und Basophilen. Eine Wirkung auf pulmonale Mastzellen scheint am Menschen nicht zu bestehen [169], in höheren Konzentrationen jedoch an Mastzellen anderer Spezies [45]. Steroide hemmen die sogenannte Marginierung (Wandständigkeit, Verweilen am Endothel) von Leukozyten, erhöhen damit die Leukozytenzahl im strömenden Blut und hindern so die Auswanderung von Leukozyten aus der Gefäßbahn im Rahmen der Entzündung. Auch bei Leukozyten wird die Phospholipase $A_2$ mit folgender Freisetzung von Lipidmediatoren gehemmt. Andere Funktionen, z. B. die Freisetzung lysosomaler Enzyme, werden in physiologischen oder therapeutisch erreichbaren Glukokortikosteroidkonzentrationen wohl nicht gehemmt.

Leukozytenfunktionen, die für den Entzündungsvorgang notwendig sind. Die Motilität von Leukozyten *in vitro* ist eingeschränkt, obwohl hier der Einfluß des Endothels ausgeschaltet ist [73]. Die Bindung verschiedener Komplementfaktoren sowie von IgE- und IgG-Antikörpern an Leukozyten und Mastzellen (dadurch die Mediatorenfreisetzung) wird ebenso unterdrückt [14, 63, 72, 84], wie die Synthese von Lymphokinen, zum Teil auch die Gewebs- und Zellreaktion auf freigesetzte Lymphokine [114, 168], auf deren Bildung und Funktionen noch näher eingegangen wird (Abb. 5–7). Ebenso ausgeprägt ist die Wirkung von Steroiden auf eosinophile Zellen, was seit Jahrzehnten in klinischen Tests (Thorn-Test), zur Erkennung steroidresistenter Patienten mit Asthma bronchiale [171] und zur Justierung der Steroiddosis bei Patienten mit Eosinophilie ausgenutzt wird [70]. Möglicherweise beruht diese Steroidwirkung auf der Hemmung koloniestimulierender Faktoren (Abb. 5).

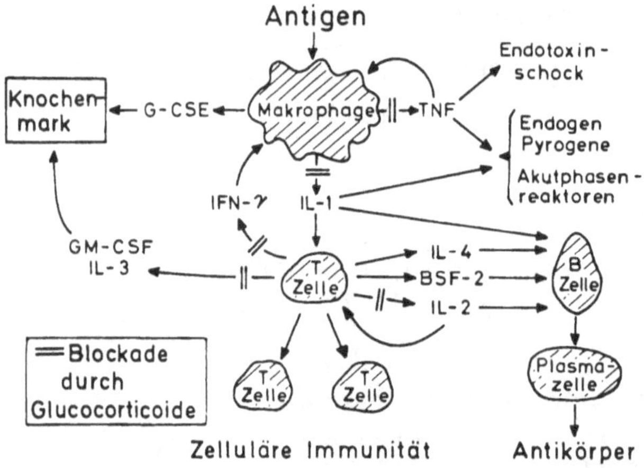


Abb. 5 Erweiterung des in Abb. 11, S. 39, gezeigten Schemas mit Einschluß wichtiger, von immunologisch aktiven Zelltypen produzierter Zytokine. Dargestellt sind auch die bisher bekannten Hemmwirkungen von Glukokortikoiden auf die Zytokinproduktion [85]. Von antigenpräsentierenden Zellen (einschließlich Monozyten und Makrophagen) wird Interleukin 1 (IL-1) sezerniert, das die durch Antigenpräsentation (Abb. 11) induzierte klonale Expansion und Differenzierung antigenspezifischer T- und B-Zellen verstärkt, aber auch viele andere Funktionen hat; z. B. wirkt es auf den Hypothalamus, induziert dort bestimmte metabolische Änderungen und löst Fieber aus [54, 55]. Die Antwort der T-Zellen auf die Stimulierung durch IL-1 ist die Sekretion einer ganzen Reihe von Lymphokinen. Die Interleukine 2, 4 (BSF-1) und 6 (BSF-2, Interferon $\beta_2$ [160] wirken als Wachstums- und Differenzierungsfaktoren auf B-Zellen, die zu Plasmazellen umgewandelt werden und Antikörper produzieren. IL-2 unterstützt auch die klonale Expansion von T-Zellen, wirkt also auf seine Ursprungszellpopulation zurück. T-Zellen sind die Träger der zellulären Immunantwort. Das ebenfalls von T-Zellen sezernierte Zytokin Interferon-γ (IFN-γ) hat viele Funktionen, unter anderem aktiviert es Makrophagen und neutrophile Leukozyten zu verstärkter antimikrobieller Aktivität, stimuliert Makrophagen zur Produktion von Tumornekrosefaktor (TNF, identisch mit Cachectin [19]), das der Hauptmediator für die zum Endotoxinschock führenden entzündlichen Reaktionen zu sein scheint [20] und wirkt auch als Wachstumsfaktor für B-Zellen [162] (in der Abbildung nicht aufgeführt). Schließlich sezernieren T-Zellen und Monozyten/Makrophagen verschiedene koloniestimulierende Faktoren (Colony Stimulating Factors, CSF), die die Proliferation von Leukozyten (einschließlich eosinophiler Granulozyten), ihrer Stammzellen oder anderer hämopoetischer Zellen im Knochenmark stimulieren [39]. Beispiele sind koloniestimulierende Faktoren für Granulozyten (G-CSF) und Granulozyten + Makrophagen (GM-CSF). Interleukin 3 (IL-3) ist ein Wachstumsfaktor für verschiedene hämopoetische Zellen, z. B. Mastzellen [85], und hat damit auf Mastzellen ähnliche Wirkungen wie die koloniestimulierenden Faktoren auf neutrophile und eosinophile Granulozyten und auf Makrophagen (G-CSF, GM-CSF). Glukokortikoide hemmen die Produktion von IL-1 [184, 186], IL-2 [7, 71, 80], IL-3 [44], IL-6 [11], TNF/Cachectin [20], GM-CSF [114] und IFN-γ [7, 80, 84].

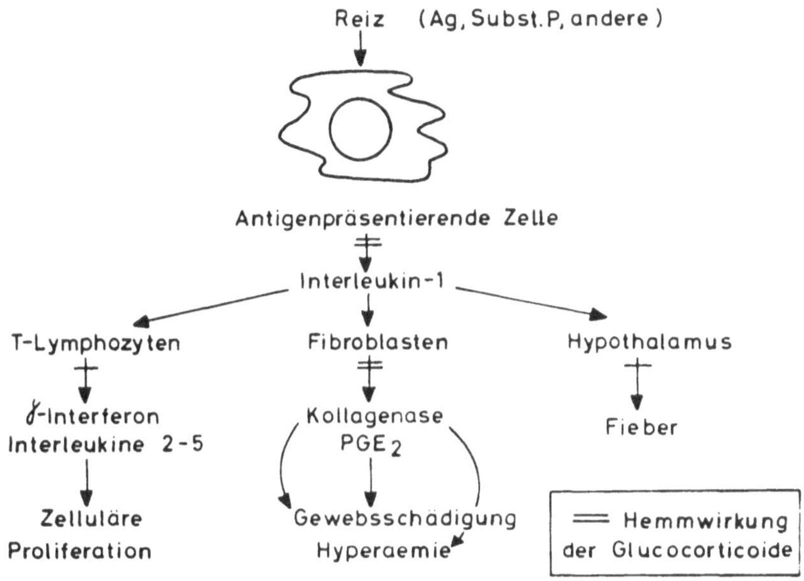


Abb. 6 Schematische Darstellung weiterer von antigenpräsentierenden Zellen ausgelöster Reaktionen und ihrer Hemmung durch Glukokortikosteroide. Die Wirkungen auf T-Lymphozyten und die von diesen sezernierten Lymphokine werden in Abbildung 11 ausführlicher dargestellt. Glukokortikosteroide hemmen ferner die durch IL-1 induzierte Freisetzung von Kollagenase und Prostaglandin $E_2$ ($PGE_2$) aus Fibroblasten, hemmen dadurch die Gewebezerstörung durch Kollagenase und die $PGE_2$-unterstützte entzündliche Gewebshyperaemie (Mitte). Auch die im Hypothalamus durch IL-1 ausgelöste Fieberreaktion wird durch Glukokortikosteroide gehemmt.

Steroide hemmen Synthese und/oder Freisetzung verschiedener Mediatoren und Enzyme (z. B. Abb. 3, 4).

Glukokortikosteroide hemmen möglicherweise die Sekretion von Schleimsubstanzen durch tracheale Gewebekulturen, und diese Hemmung betrifft sowohl Basis- als auch stimulierte Sekretion [128, 131]. Da die in diesen Studien verwendeten radioaktiven Marker nicht zwischen Schleimsubstanzen (Glykoproteinen) und Bindegewebssubstanzen (Proteoglykanen) unterscheiden und da neuere Untersuchungen zeigen, daß die Basissekretion an Makromolekülen sowohl des Oberflächenepithels (zilientragender Zellen) wie auch submuköser (seröser) Drüsen zu einem großen Teil aus Proteoglykanen (Glykosaminoglykanen) besteht [9, 10, 58, 116, 196], ist nicht mehr ganz sicher, ob Glukokortikoide wirklich die Schleimsekretion beeinflussen. Ihr Einfluß auf die Synthese von Glykosaminoglykanen in Fibroblasten ist schon länger bekannt [183], daher wäre ein analoger Einfluß auf Proteoglykane aus tracheobronchialen Epithelzellen ohne weiteres denkbar. Da die Proteoglykane des Oberflächenepithels unter anderem durch die Einwirkung von Proteasen freigesetzt

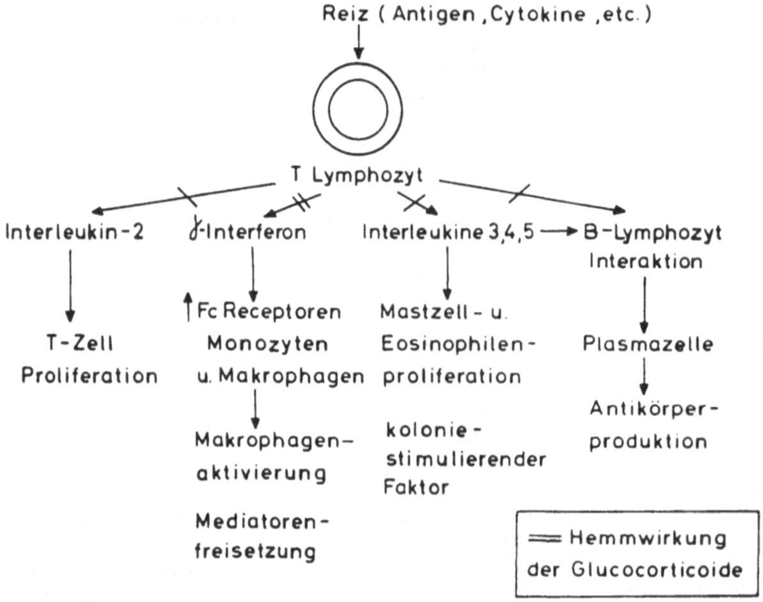


Abb. 7 Hemmwirkung von Glukokortikosteroiden auf T-Zellfunktionen. Glukokortikosteroide hemmen die Sekretion der meisten Lymphokine: Interleukine 2, 3, 5, 6, Interferon-γ. Sie hemmen auch – unabhängig von den Interleukinen – die Zellproliferation von T-Zellen [114] und die B-Zell/T-Zellinteraktion. Generell sind Monozyten/Makrophagen steroidempfindlicher als Lymphozyten, T-Lymphozyten sind steroidempfindlicher als B-Lymphozyten und von den B-Lymphozyten sind IgM-produzierende empfindlicher als IgG-produzierende.

werden [196, 197], spielt möglicherweise auch die steroidinduzierte Proteasenhemmung eine Rolle, zusätzlich natürlich die Hemmwirkung von Steroiden auf die Synthese von Arachidonsäure und -abkömmlingen, die eine Freisetzung epithelialer Makromoleküle (Schleim- oder Bindegewebssubstanzen) bewirken [40, 105, 132].

Angesichts erhöhter Proteasenaktivität, verminderter Antiproteasenaktivität und deutlich verringerter funktioneller Aktivität von Surfactant in den Atemwegen von Patienten mit chronisch-entzündlichen Atemwegserkrankungen sind steroidinduzierte Reduktion der Proteasen-, Steigerung der Antiproteasenaktivität (Abb. 8) und vermehrte Synthese von Surfactant-Phospholipiden von Interesse [30, 163, 208].

Steroide unterstützen die Konstriktion der Mikrogefäße wie auch der Pulmonalgefäße [90], hemmen dadurch die lokale Hyperämie des Entzündungsgebiets und die Permeation von Flüssigkeit und Zellen durch die Gefäßwand. Diese Wirkung macht man sich auch methodisch zunutze: Der an der Haut ablesbare Vasokonstriktortest hat sich als sensitiver Indikator der örtlichen Steroidwirkung erwiesen und wird als Screeningtest zur Einschätzung der topischen Wirkung von Glukokortikosteroiden verwendet [134, 141]. Ein positives Ergebnis des Vasokonstriktortests ist Vorausset-

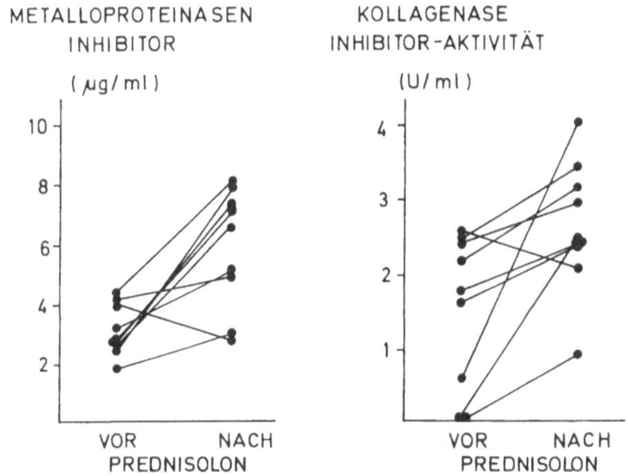


Abb. 8 Spiegel des Gewebeinhibitors von Metalloproteinasen (µg/ml) und der Kollagenase-Inhibitoraktivität (U/ml) im Sputum von 9 Patienten mit chronischer Bronchitis vor Prednisolontherapie (linke Hälfte jeder Graphik) und 5 Tage nach Beginn einer oralen Therapie mit 40 mg Prednisolon (rechte Hälfte). Inhibitorspiegel und -aktivität stiegen bei 8 der 9 Patienten an. Für die Gesamtpopulation war die Wirkung statistisch signifikant [30].

zung für eine pulmonale Wirkung lokal applizierter Steroide [86, 205] und Hinweis darauf, daß die Gefäßwirkung der Steroide für deren klinische Wirksamkeit beim Asthma bronchiale klinische Relevanz hat. Mehrere pathogenetische Mechanismen kommen für die Gefäßwirkung von Glukokortikoiden in Frage und die Vielzahl möglicher Mechanismen sollte noch einmal davor warnen, aus einzelnen *in vitro*-Befunden (wie sie in späteren Kapiteln geschildert werden) zu weitreichende Schlüsse über pathogenetische Mechanismen zu ziehen:

1. Steroide induzieren die Synthese von Proteinen, die die Gefäßpermeabilität verringern [151, 152] und hemmen die Synthese von Proteinen, die die Gefäßpermeabilität erhöhen [29].

2. Die steroidinduzierte Synthesehemmung der stark gefäßerweiternden Prostaglandine $I_2$ und $E_2$ sensibilisiert die Gefäßmuskulatur gegenüber vasokonstriktorischen Einflüssen [8]. Die Hemmwirkung spielt sich vermutlich am Endothel ab [52, 95, 125]. Auf den Mechanismus (Hemmung der Phospholipase $A_2$) wird noch eingegangen.

3. Steroide hemmen die Sekretion weiterer vasodilatierender und/oder permeabilitätserhöhender Mediatoren, z. B. von PAF [14, 154], Neuropeptiden [192] und Histamin, zum Teil über den gleichen Mechanismus. Auch Leukotriene wirken permeabilitätssteigernd, dies aber in Kombination mit einer Vasokonstriktion, nicht Vasodilatation.

4. Steroide hemmen die Sekretion des Zytokins Tumornekrosefaktor (TNF, Cachectin) aus Makrophagen [20, 190, 200]. TNF erhöht die Permeabilität der Pulmonalgefäße und induziert ein Lungenödem [188].

5. Steroide ändern die Zusammensetzung von Bindegewebs- und Zellmatrixsubstanzen und dadurch Basalmembranen durch verschiedene Einwirkungen auf Fibroblasten [126, 135, 148, 159, 176, 183, 189]. Sie beeinflussen also nicht nur den Kontraktionszustand von Endothelzellen, sondern die Permeabilität der die Endothelzellen tragenden bindegewebigen Matrix. Daß Steroide die Flüssigkeitspermeation von Membranen herabsetzen können (Abdichtungseffekt), ist auch schon *in vitro* gezeigt worden [149].

6. Es ist nicht klar, ob Steroide neben dem passiven auch den aktiven Membrantransport von Proteinen beeinflussen, was ein weiterer einflußnehmender Faktor wäre. Fest steht aber, daß Glukokortikoide an Fibroblasten den Transport von Aminosäuren induzieren [165] und daß sie den aktiven Ionen- und damit Flüssigkeitstransport beeinflussen, wie für den Gastrointestinaltrakt und das ZNS gezeigt wurde [65, 140].

Glukokortikosteroide führen zur *Bronchialerweiterung* und zur Verbesserung des Ventilations-Perfusionsverhältnisses. Zur Bronchialerweiterung tragen viele Steroidwirkungen bei: Muskelrelaxation durch Blockade spasmogener Mediatoren, Beseitigung des Schleimhautödems durch Vasokonstriktion und Permeabilitätshemmung und Blockade der Hypersekretion. Diese Vorgänge allein wären recht langsam. Zusätzlich verstärken Glukokortikosteroide jedoch die Wirksamkeit von β-adrenergen Substanzen, die bei bronchialer Obstruktion von praktisch allen Patienten verwendet werden. Wesentliche physiologische Wirkungen der Glukokortikosteroide sind in Tabelle 2 zusammengefaßt.

Nach dieser Physiologie der Steroidwirkungen mit Schilderung wichtiger „globaler", in vivo etablierter Glukokortikoidwirkungen sollen drei spezifische pathogenetische

Tabelle 2 Physiologische Glukokortikoidwirkungen mit Bedeutung für Entzündungs- und Immunhemmung bei obstruktiven Lungenerkrankungen

| |
|---|
| Verminderte Marginierung von Leukozyten am Endothel |
| Verminderte Gefäßerweiterung und Gefäßdurchlässigkeit |
| Verminderte Mediatorenfreisetzung aus vielen Zelltypen |
| Hemmung der humoralen und zellulären Immunantwort |
| Verringerte Proteasen-, vermehrte Antiproteasenaktivität |
| Verringerte Bildung von Schleim- und Bindegewebssubstanzen |
| Verbesserte Wirksamkeit β-adrenerger Substanzen |

Mechanismen geschildert werden, über die Glukokortikosteroide wirken: Mediatorenhemmung (Biochemie) (Abb. 2, 9), Wirkungen auf immunkompetente Zellen (Immunologie) (Abb. 3–7, 10 und 11) und Wirkungen auf β-adrenerge Rezeptoren und ihre Mittlersysteme (Pharmakologie) (Abb. 12).

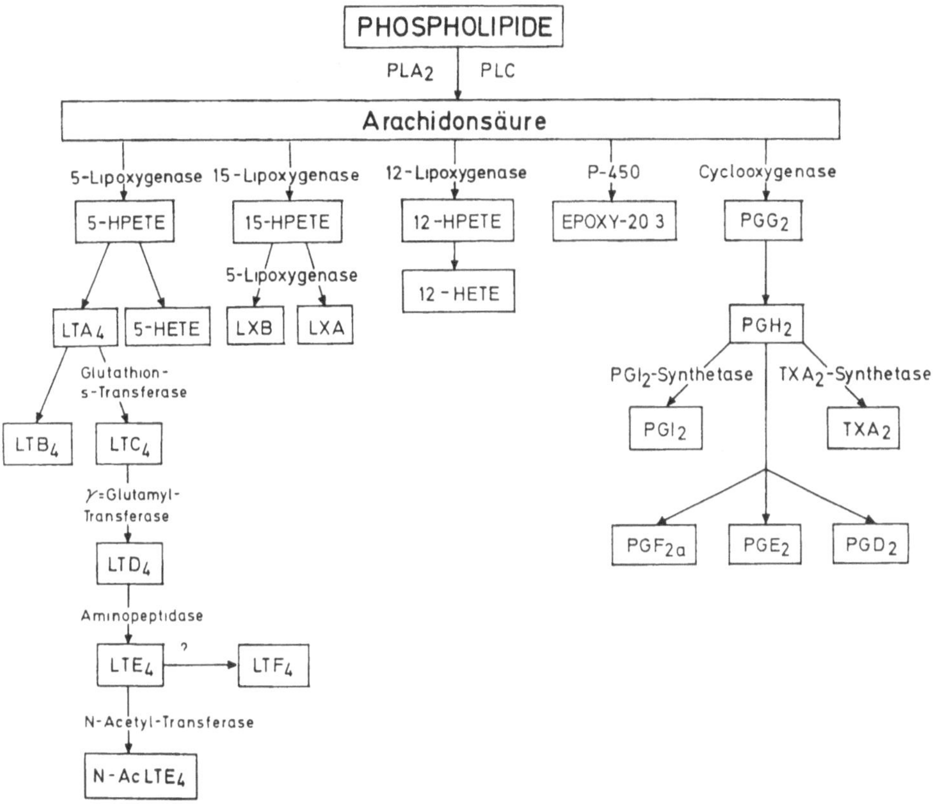


Abb. 9 Synthesewege von Abkömmlingen der Arachidonsäure mit Angabe der für die jeweiligen Schritte verantwortlichen Enzyme. Durch Einwirkung von Phospholipase $A_2$ ($PLA_2$) und Phospholipase C (PLC) wird Arachidonsäure aus Membranposphollipiden gebildet. Durch Einwirkung der 5-Lipoxygenase (linker Bildrand) entstehen am Ende die Leukotriene, wobei Leukotrien $C_4$ in einer durch Glutathion-S-Transferase beschleunigten Reaktion aus Leukotrien $A_4$ und die Leukotriene $D_4$ und $E_4$ durch Einwirkung der Enzyme γ-Glutamyl-Transferase und Aminopeptidase nacheinander aus Leukotrien $C_4$ abgeleitet werden. Für jeden dieser metabolischen Schritte gibt es Hemmstoffe, deren Applikation zur Anreicherung der jeweiligen Vorläufersubstanz führt. Durch Einwirkung der 15-Lipoxygenase entstehen die Lipoxine A und B (LXA, LXB). Durch Einwirkung der Cyclooxygenase (rechter Bildrand) entstehen die Prostaglandine $PGI_2$ (Prostacyclin), $PGF_{2\alpha}$, $PGE_2$ und $PGD_2$ sowie die Thromboxane $TXA_2$ und aus $TXA_2$ das metabolisch stabilere und leichter nachweisbare $TXB_2$ (hier nicht gezeigt) [61].

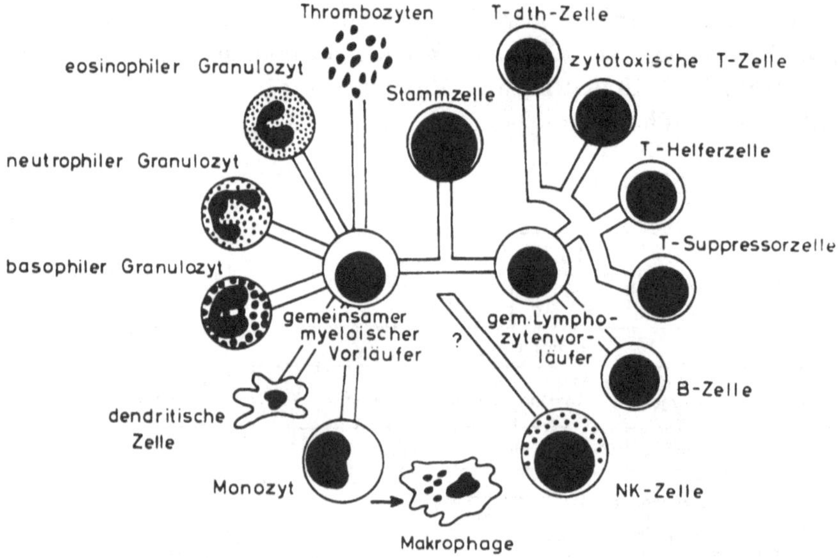


Abb. 10 Schematische Darstellung der Abstammung der für Entzündungs- und Immunmechanismen wichtigen Zelltypen. Die Vorläufer der lymphatischen und der myeloischen Zell-Linien lassen sich auf eine gemeinsame Stammzelle zurückführen. Die Zuordnung einer „dritten Zellpopulation", der „Nullzellen", deren Hauptvertreter die „Natural Killer" (NK)-Zellen sind, ist noch ungewiß (lymphatisch?). Die Größenverhältnisse der einzelnen Zellen wurden hier nicht berücksichtigt [185].

## *Steroidwirkungen auf Synthese und Wirkung von entzündlichen Mediatoren*

Viele Steroidwirkungen rühren von ihrem Einfluß auf chemotaktische und vasoaktive Substanzen her, die an der Entzündungsreaktion beteiligt sind. Dabei wirken Glukokortikoide auf die Bildung dieser Mediatoren, auf die Zell- und Gewebeantwort oder beides. Von besonderem Interesse ist die Wirkung von Steroiden auf den *Arachidonsäurestoffwechsel.* Aktivierung von Zellen durch verschiedenste Reize führt zum Kalziumeinstrom und aktiviert kalziumabhängige Phospholipasen, die Arachidonsäure aus Phospholipiden der Zellmembran abspalten. Die Arachidonsäure wiederum ist der Vorläufer einer großen Familie biologisch aktiver Produkte, die entweder durch Einwirkung der Cyclooxygenase oder der Lipoxygenase entstehen. Im ersten Fall entstehen Prostaglandine (einschließlich Prostazyclin) und Thromboxane, im zweiten Fall Produkte der Einwirkung der 5-Lipoxygenase (Leukotriene), der 12-Lipoxygenase (HETE-Substanzen) und der 15-Lipoxygenase (Lipoxine) (Abb. 9). Diese Substanzen wirken einmal pro-inflammatorisch, z. B. wirkt Leukotrien $B_4$ auf Leukozyten chemotaktisch [187]. Leukotriene erhöhen die Durchlässigkeit der Gefäßwand durch Kontraktion von Endothelzellen [60, 107]. Die Arachidonsäureabkömmlinge haben aber auch Direktwirkungen auf Organellen der Lunge, die

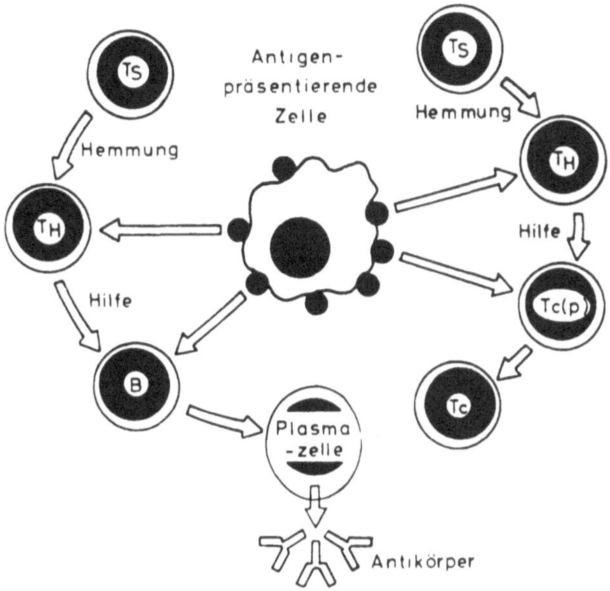


Abb. 11 Wichtige Zellinteraktionen im Rahmen einer Immunantwort. Der Antigenkontakt der B-Zellen (B), der T-Helferzellen ($T_H$) und der Vorläufer der zytotoxischen T-Zellen ($T_{C(p)}$) wird durch antigenpräsentierende Zellen (APC) vermittelt. Eine Aktivierung der zytotoxischen T-Zellen ($T_C$) erfordert ein Signal der T-Helferzellen, die ihrerseits unter der Kontrolle von T-Suppressorzellen stehen. Die Auslösung der Transformation von B-Zellen zu antikörperproduzierenden Plasmazellen erfordert in der Regel eine Antigenpräsentation *und* ein Signal der T-Helferzellen [185].

mit der Entzündung nichts zu tun haben, dennoch für die Pathogenese verschiedenster Lungenerkrankungen relevant sind. So wirken die Leukotriene auf die glatte Atemwegsmuskulatur, sekretorische Zellen der Atemwege und auf die glatte Gefäßmuskulatur und führen so zu Bronchokonstriktion, Schleimsekretion und pulmonaler Vasokonstriktion [2–4]. Von den Prostaglandinen wirken besonders die Prostaglandine der E- und I-Serie stark gefäßerweiternd [143], ein entzündungsfördernder Vorgang.

Glukokortikosteroide hemmen *in vitro* die Synthese aller Derivate des Arachidonsäurestoffwechsels durch eine Wirkung auf die Phospholipase $A_2$, die die Arachidonsäure aus Membranphospholipiden abspaltet. Das ist keine Direktwirkung der Steroide. Steroide induzieren die Synthese eines Proteins (Engl.: *macrocortin*, USA: *lipomodulin*, syn. *lipocortin*), das die Phospholipasen hemmt [23, 62]. *Lipocortin* wird schon normalerweise von Neutrophilen, Makrophagen und pulmonalen Zellen synthetisiert. Steroide führen zunächst zur Ausschüttung vorhandenen, dann zur Synthese neuen Lipocortins [22], das einmal extrazellulär wirkt und an vielen Zellen Freisetzung und Abbau von Arachidonsäure hemmt, das aber zusätzlich auch intra-

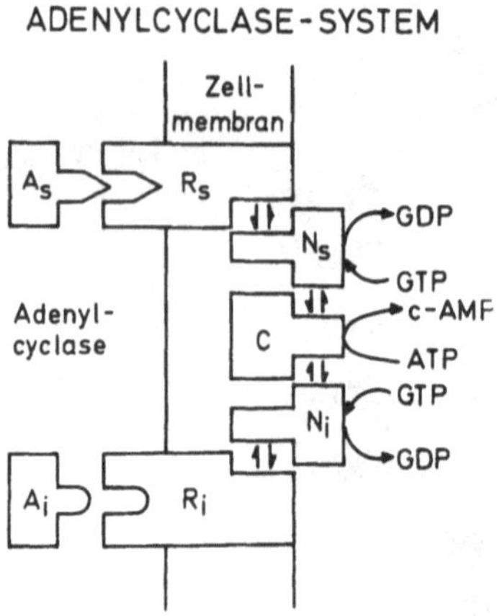


Abb. 12 Schematische Darstellung des Adenylcyclasesystems. Die Anbindung der katalytischen Einheit der Adenylcyclase (C) an die Rezeptoren erfordert sogenannte Kopplungsproteine, G- oder N-Proteine genannt (Guanin-Nucleotid-Proteine). Agonisten, die die Adenylcyclase stimulieren ($A_S$), wirken auf einen entsprechenden Rezeptor ($R_S$), der über ein stimulierendes Kopplungsprotein ($G_S$ oder $N_S$) an die katalytische Einheit der Adenylcyclase gebunden ist. Analoge Vorgänge spielen sich ab bei Agonisten, die inhibierend auf die Adenylcyclase wirken ($A_I \rightarrow G_I \rightarrow C$). Bei der Aktivierung der G- oder N-Proteine wird Guanin-Triphosphat (GTP) gebunden und GDP freigesetzt. Aktivierung der Adenylcyclase führt zur Bildung von zyklischem Adenosin-Monophosphat (c-AMP), das dann c-AMP-abhängige Proteinkinasen (Proteinkinase A) stimuliert (nicht gezeigt). Die Darstellung ist vereinfacht. Die Wirkung von $G_I$ ist vermutlich nicht genau „symmetrisch" zur Wirkung von $G_S$ wie hier dargestellt. Möglicherweise wirkt $G_I$ über eine Hemmung von $G_S$ [122].

zellulär die Aktivität von Phospholipasen steuert. Injiziert man Lipocortin, kommt es bei einer Reihe experimenteller Entzündungsmodelle zu ausgeprägter Entzündungshemmung [22, 34]. Lipocortine sind bereits kloniert und ihre potente entzündungshemmende Wirkung ist nachgewiesen worden [47, 201]. Steroide und Lipocortin hemmen auch die erste Stufe in der Synthese des *plättchenaktivierenden Faktors (PAF)*, nämlich die Synthese von 2-Lyso-PAF aus Phospholipiden, sind aber ohne Wirkung auf die zweite Stufe, die Azetylierung von Lyso-PAF zu PAF [154]. Trotz klarer *in vitro*- und Modellbefunde ist die relative Bedeutung der steroidinduzierten Hemmung der Phospholipase $A_2$ am Menschen *in vivo* unklar, da es nicht gelang, durch Applikation pharmakologischer Dosen von Dexametason die Urinausscheidung 6 verschiedener Prostaglandine, ihrer Metaboliten, von Thromboxan $B_2$ oder die kollageninduzierte Plättchenaggregation zu hemmen. Weder die basale noch die durch ADH stimulierte Sekretion der verschiedenen Prostanoide war durch Dexametason hemmbar [145], was vermutlich darauf zurückzuführen ist, daß die Steroidwirkung auf die Phospholipase $A_2$ nicht an allen Zellen und Geweben nachweisbar ist. So wurde die durch IgE vermittelte Freisetzung von Histamin, Prostaglandin $D_2$ und Thromboxan $B_2$ aus menschlichem Lungengewebe und aus isolierten menschlichen Lungenmastzellen selbst durch $10^{-6}$ M Dexametason nicht unterdrückt, obwohl diese hohe Konzentration die Freisetzung der gleichen Mediatoren aus menschlichen Basophilen und aus Mastzellen der Ratte signifikant hemmte (vgl. Abb. 4). Die IgE-vermittelte Freisetzung von Prostaglandin $E_2$, Prostaglandin $F_{2\alpha}$ und 6-Keto-Prostaglandin-$F_{1\alpha}$ wurde auch an menschlichem Lungengewebe durch $10^{-6}$ M Dexametason signifikant gehemmt [169].

Neben der Synthese der Arachidonsäureabkömmlinge hemmen Steroide auch die Freisetzung von *Proteasen (Elastase, Kollagenasen)* aus Entzündungszellen, z. B. aus Makrophagen [203], aus Mastzellen [117] und aus Fibroblasten [148]. Bei früher Applikation im Embryonalstadium wird die Entwicklung verschiedener lysosomaler Enzyme in Zellkulturen gehemmt [1]. Nicht nur die Freisetzung von Proteasen aus Zellen wird durch Glukokortikosteroide gehemmt, auch die Aktivität von Proteasen in Zellkulturen von Fibroblasten, Gehirnzellen [50, 51] und in der bronchoalveolären Lavageflüssigkeit [163] wird gehemmt, es steigt nach relativ kurzer Steroidbehandlung auch die Elastase-Inhibitorenkapazität in der bronchoalveolären Lavageflüssigkeit von Patienten mit chronischer Bronchitis [30]. Gehemmt wird auch die Sekretion von Plasminogenaktivator aus verschiedenen Zellen einschließlich Leukozyten [32, 33, 81]. Plasminogenaktivator initiiert die Fibrinolyse, fördert die Freisetzung von Kininen, die Complementbildung und die Zellinfiltration.

## *Steroidwirkungen auf immunkompetente Zellen, Freisetzung von Zytokinen*

Obwohl aus den bisherigen Ausführungen die breite entzündungshemmende Aktivität der Glukokortikosteroide deutlich wird, sind die immunologischen Wirkungen der Steroide möglicherweise ihre wichtigsten. Dafür spricht zum Beispiel, daß die *in vivo* beobachtete Kortikoidresistenz mancher Asthmatiker besonders gut mit der *in vitro* nachweisbaren Kortikoidresistenz immunkompetenter Zellen (Lymphozyten und Monozyten) dieser Patienten korreliert [43, 157, 158].

Abbildung 10 zeigt die wesentlichen Zellen des Immunsystems. Die Vorläufer der lymphatischen und der myeloischen Zell-Linien lassen sich auf eine gemeinsame Stammzelle zurückführen. Die Zuordnung einer „dritten Zellpopulation“, der sogenannten Nullzellen („null cells“), deren prominenteste Vertreter die „natural killer“ (NK)-Zellen sind, denen morphologisch große granulierte Lymphozyten („large granular lymphocytes“, LGL) entsprechen, ist noch nicht völlig geklärt. Sie tragen einen Teil der Oberflächenmarker, die man generell bei Lymphozyten findet, besitzen dazu aber Enzyme, die in der Regel bei Zellen der myeloischen Reihe gefunden werden.

Sehr wenige Antigene scheinen direkt mit antigenreaktiven T- oder B-Zellen in Kontakt treten zu können. Vielmehr werden sie den Lymphozyten üblicherweise an der Oberfläche von Zellen angeboten, die gesamthaft als antigenpräsentierende Zellen bezeichnet werden (APC = *A*ntigen *P*resenting *C*ells). Eine wichtige Gruppe der APC sind die im Körper weit verbreiteten *dendritischen Zellen.* Ihre wichtigsten Funktionen scheinen darin zu bestehen, durch Abfangen von Antigenen deren Verbreitung im Körper einzuschränken und sich beim Auslösen einer Immunreaktion zu beteiligen.

*Makrophagen/Monozyten* sind ebenfalls zur Antigenpräsentation befähigt, stehen in dieser Hinsicht aber gegenüber den dendritischen Zellen zurück. Die Hauptrolle der Makrophagen besteht in der Aufnahme und im Abbau von Antigenen, im Gegensatz zu denjenigen der nicht phagozytierenden dendritischen Zellen, die Antigene an ihrer komplexen und eine außerordentlich große Oberfläche aufweisenden Membran konzentrieren und so den Lymphozyten anbieten.

*Lymphozyten* sind Zellen, die Antigene erkennen und mit diesen reagieren. Ein B-Lymphozyt ist ein Lymphozyt, der sich nach seiner Entstehung im hämopoetischen Gewebe ohne Passage durch den Thymus im peripheren lymphatischen Gewebe ansiedelt und vermehrt. Im Gegensatz dazu sind T-Zellen Lymphozyten, die die ersten Phasen ihrer Differenzierung zu einer antigenreaktiven Zelle im Thymus durchmachen und sich erst anschließend im lymphatischen Gewebe ansiedeln. Nach Antigenkontakt differenziert sich die B-Zelle zu einer antikörpersezernierenden Plasmazelle. Voraussetzung für diesen Vorgang ist neben Antigenkontakt über eine antigenpräsentierende Zelle (APC) ein Signal der T-Zellen und zwar der T-Helferzellen ($T_H$). T-Zellen sind zur Antikörperbildung nicht befähigt. Einige T-Zellen wirken regulatorisch und kontrollieren z. B. die Antikörperbildung durch B-Zellen. Diejenigen, die eine Immunantwort fördern, heißen T-Helfer-Zellen, diejenigen, die sie hemmen, werden T-Suppressorzellen ($T_S$) genannt. Eine weitere Population, die aus zytotoxischen T-Zellen ($T_C$) besteht, ist in erster Linie verantwortlich für die Elimination von Körperzellen, die durch Viren (z. B. Influenzavirus) besiedelt wurden. Die infizierte Zelle wird dadurch zwar zerstört, dem Virus wird aber die Möglichkeit der Replikation entzogen. Abbildung 11 zeigt die Interaktion von antigenpräsentierender Zelle, den verschiedenen Typen der T-Zellen und den B-Zellen schematisch. Die Signale zwischen den bisher genannten immunologischen Zellen werden außer durch direkten Kontakt auch durch Substanzen vermittelt, die Monokine (aus Monozyten/Makrophagen stammend) oder Lymphokine (aus T-Lymphozyten stammend), in ihrer Gesamtheit Zytokine genannt werden. Die Unterscheidung zwischen Mono- und Lymphokinen ist nicht mehr sehr wichtig, da Lymphokine auch von anderen Zellen als nur Lymphozyten sezerniert werden können. Zum Beispiel wird Interleukin 1 auch von NK-Zellen sezerniert [167], koloniestimulierende Faktoren von Fibroblasten [110, 195], Interleukin 6 von Endothelzellen und Fibroblasten. Die Bezeichnung Zytokine als Sammelbegriff ist daher sinnvoller als die Unterscheidung zwischen Monokinen und Lymphokinen. Die Wirkungen und Interaktionen wesentlicher Zytokine sind in Abb. 5 und 11 dargestellt [85]. Das von Monozyten/Makrophagen sezernierte Monokin Interleukin 1 (IL-1) wirkt auf T-Zellen und B-Zellen, unterstützt deren klonale Expansion und Differenzierung und wirkt auch als Chemotaxin für T-Zellen [98]. Zusätzlich stehen die B-Zellen unter der Kontrolle der T-Zellen, die eine ganze Reihe von Lymphokinen sezernieren, so Interleukin 2, Interleukin 4 (früher B-zellstimulierender Faktor 1, BSF-1) [155], einen Differenzierungsfaktor für B-Zellen, der die klonale Expansion besonders IgE-produzierender B-Zellen anregt, und BSF-2, das die klonale Expansion von B-Zellen anregt, und identisch mit dem schon länger beschriebenen Lymphokin Interferon $\beta_2$ ist [172], welches jetzt als Interleukin-6 bezeichnet wird [160]. IL-6 wird auch von anderen Zellen als Lymphozyten sezerniert, z.B. von Fibroblasten nach viralen und bakteriellen Infektionen [195] und von Endothelzellen nach Kontakt mit bakteriellen Lipopolysacchariden und Entzündungsmediatoren [102]. IL-6 ist identisch mit dem früheren HSF (*H*epatocyte *S*timulating *F*actor). Die Bezeichnung rührt daher, daß die Substanz Hepatozyten zur Produktion von Akutphasenproteinen, z.B. $\alpha_2$-Makroglobulin stimuliert [11, 12]. Interleukin 3 (IL-3), ein Wachstumsfaktor für verschiedene hämopoetische Zellen, z.B. Mastzellen [85], hat ähnliche Wirkungen wie die koloniestimulierenden Faktoren (G-CSF, GM-CSF), die das Wachstum hämopoetischer Zellen (oder ihrer Vorläufer im Knochenmark) stimulieren. Zum Beispiel fördern sie Wachstum und Funktion eosinophiler Zellen [150, 179] aber auch neutrophiler Granulozyten.

Die *immunsupprimierenden Wirkungen der Steroide* sind die Basis für ihre Anwendung bei Autoaggressionskrankheiten, zur Verhinderung der Transplantatrejektion, bei allergischen Erkrankungen und beim Asthma bronchiale. Die Mechanismen der steroidinduzierten Immunsuppression sind zum Teil noch unklar. Fest steht, daß Glukokortikoide nicht alle Aspekte der Immunantwort unterdrücken, daß sie sogar bestimmte Funktionen immunologisch wirksamer Zellen unterstützen. Ein Beispiel ist die durch Interferon-$\gamma$ bewirkte dramatische Vermehrung von $F_C$-Rezeptoren für IgG auf menschlichen mononukleären Zellen: Monozyten und Makrophagen. Obwohl die Sekretion von Interferon-$\gamma$ durch T-Zellen von Glukokortikoiden gehemmt wird, gilt dies nicht für die Wirkung des einmal sezernierten Interferon-$\gamma$ auf $F_C$-Rezeptoren. Im Gegenteil, diese Wirkung wird durch Glukokortikosteroide verstärkt, nicht gehemmt [74, 84, 174]. Auch global wurde die Antikörperbildung gegen inhaliertes Serumalbumin nicht gehemmt, eher verstärkt [89], und Dexametason stimulierte an humanen T-Zellen des peripheren Blutes die Bildung von BIF (B-Zell-induzierendem Faktor) [101]. Gehemmt wird dagegen die Produktion vieler anderer Zytokine. Steroide haben Wirkungen auf die Sekretion sowohl von Monokinen wie auch von Lymphokinen. Gehemmt wird nicht nur deren Produktion, sondern manchmal auch die Bindung an den Immunrezeptor, z.B. die Bindung von IL-2 an den IL-2-Rezeptor [94] und/oder die Zellantwort auf die Zytokine, z.B. die Fieberreaktion und andere metabolische Funktionen des ZNS nach Applikation von Interleukin 1 [55]. Das ist aber nicht immer der Fall, wie das Beispiel von Interferon-$\gamma$ zeigt, dessen Sekretion, aber nicht Funktion von Glukokortikosteroiden gehemmt wird. Da Zytokine unabdingbare Mittlersubstanzen der Immunantwort sind, unterdrückt ihre steroidinduzierte Synthese- und/oder Wirkungshemmung bestimmte Aspekte der Immunantwort. In Monozyten/Lymphozytenkulturen wie auch in menschlichem Lungengewebe hemmte Methylprednisolon in nanomolaren Konzentrationen die Sekretion von Interleukin 1 (IL1-α, IL1-β) durch Monozyten [24, 124], ebenso die Produktion von IL-2 durch T-Zellen und damit das T- und B-Zellwachstum [153, 182, 207]. An Makrophagen wurde die Produktion von IL1 in gleicher Weise gehemmt [184]. Steroide hemmen die Transkription von IL-1 wie auch Schritte nach der Transkription [115, 119]. Weitere Zytokine werden durch Steroide beeinflußt. Wie schon erläutert, hemmen Glukokortikosteroide den aus Makrophagen freigesetzten Tumornekrosefaktor (TNF) [20, 200]. Die nach Stimulierung durch Mitogene oder durch Allergen von T-Lymphozyten sezernierten Lymphokine MAF (makrophagenaktivierender Faktor), IL-2 (Interleukin 2), IL-3 (Interleukin 3), IL-6 (Interleukin 6), IFN-γ (Interferon-Gamma) und CSF (koloniestimulierende Faktoren) wurden durch Glukokortikoide gehemmt [38, 44, 114], möglicherweise auf Transkriptionsebene [44], wobei zumindest bei der MAF-Hemmung quantitative Unterschiede in der Steroidempfindlichkeit zwischen verschiedenen Zellklonen bestanden [114], ein Phänomen, das wir schon bei der Hemmung der Mediatorenfreisetzung aus pulmonalen Zellen beobachtet hatten [169]. Der aus Monozyten des peripheren Blutes sezernierte EAF (eosinophilenaktivierende Faktor) [199] wird durch Methylprednisolon in mikromolaren Konzentrationen gehemmt [193], ebenso die Sekretion des „soluble immune response suppressor" (SIRS) durch Suppressor-T-Zellen [170]. Dagegen wird die Leukozytenantwort auf den leukozytenimmigrationsinhibierenden Faktor (LIF) durch Methylprednisolon nicht beeinflußt [129]. Die mannigfachen Wirkungen von Steroiden auf Zellen, die bei Immun- und entzündlichen Reaktionen eine Rolle spielen, sind schematisch in den Abbildungen 3 bis 7 dargestellt. Alle Darstellungen sind vereinfacht. Nicht gezeigt wird zum Beispiel, daß Steroide nicht nur indirekte (über die Hemmung von Zytokinen vermittelte) Wirkungen auf die klonale Expansion von Lymphozyten besitzen, sondern die Zellproliferation auch direkt hemmen können. Dies wurde z. B. für zytotoxische T-Lymphozyten aus der Milz nachgewiesen, deren steroidinduzierte Wachstumshemmung bei niedrigen Steroiddosen durch Zugabe von IL-2 aufgehoben wurde. Die nach $10^{-8}$ oder $10^{-7}$ M Dexametason beobachtete Wachstumshemmung war jedoch auch durch maximale Dosen von IL-2 nicht aufhebbar. Ähnliche Befunde hatten Kelso und Munck [114]. Die indirekte Wirkung über IL-2 war aber universaler (bei allen Zellklonen zu beobachten), während die direkte Proliferationshemmung nur einen Teil der Klone betraf. Da sie auch höhere Steroiddosen erfordert, ist die Steroidwirkung auf die Zytokinsekretion wohl die wichtigere. Eine weitere wichtige Steroidwirkung auf immunkompetente Zellen wird in den Abbildungen 3 bis 7 nicht mehr erwähnt: die steroidinduzierte Hemmung der beim Asthma an Granulozyten, Monozyten und Mastzellen verstärkten Expression von Immunrezeptoren für Immunglobuline (IgE,

IgG) und Komplementfaktoren [14, 72], Hinweiszeichen auf die Aktivierung dieser Zellen.

Die geschilderten Steroidwirkungen haben nicht nur pharmakologische, sondern auch physiologische Relevanz. Besonders Monokine können Steroide freisetzen, was vermutlich zu einer natürlichen Dämpfung immunologischer Reaktionen führen soll [17, 18, 181, 204, 206].

## *Steroidwirkungen auf β-Adrenozeptoren*

Dem Kliniker ist die positive Interaktion zwischen β-adrenergen Substanzen und Glukokortikosteroiden seit Jahren bekannt und in klinischen Studien belegt [57, 175]. Die dieser Wirkung zugrundeliegenden Mechanismen sind noch nicht vollständig erforscht.

Hemmung der Catechol-O-Methyltransferase (COMT) [42] und Blockade der extraneuronalen Aufnahme von Noradrenalin („uptake 2") [68, 78, 100] durch Kortikosteroide verstärken die bronchialerweiternde Wirkung dieser Medikamente. Da sie nur bei hohen Dosen von Steroiden auftreten ($10^{-5}$ oder $10^{-4}$ M), erklären sie zwar die verstärkende Wirkung hoher Dosen von Steroidhormonen (Östrogenen, Progesteron, Testosteron, Glukokortikoiden) auf die katecholamininduzierte Erweiterung von Schweinetracheen [64], diese hohen Konzentrationen sind aber für die Praxis irrelevant, da sie im Blut nie erreicht werden. Daß hier keine typische Glukokortikoidwirkung vorliegt, erkennt man auch an der mangelnden Spezifität der Wirkung, die neben den Glukokortikoiden auch viele andere Steroide teilen.

Bedingungen für eine typische Glukokortikoidwirkung werden von einer Reihe von Steroidwirkungen erfüllt, die in der Wiederherstellung der Zellantwort (z. B. Muskelrelaxation) auf β-adrenerge Substanzen resultiert, wenn diese Zellantwort verloren war [49, 97]. Während bei bestimmten Rezeptoren, z. B. dem nikotinartigen Azetylcholinrezeptor (nAChR), einem rezeptoraktivierten Ionenkanal, sowohl die Rezeptorbindungsstelle als auch der Ionenkanal in ein- und demselben multimeren Proteinkomplex enthalten sind, zählt der β-adrenerge Rezeptor zu einer zweiten Klasse von Rezeptoren, bei denen nur die Rezeptorbindungsstelle Teil des Rezeptors ist. Die „Maschinerie" zur Weiterleitung der Signale und der Effektor sind von der Rezeptorbindungsstelle verschieden. Die Weiterleitung der Signale wird von den Kopplungs- oder G-Proteinen (Guanin-Nucleotid-Proteinen) übernommen, auch N-Proteinen (Nucleotid-Proteinen) genannt. Sie sind zwischen den Rezeptor und das Effektorsystem eingeschaltet. Ihre Anordnung ist schematisch in Abbildung 12 dargestellt. Die Affinität des Rezeptors zum Agonisten, seine Lokalisierung (ggf. Verlagerung in das Zellinnere) und die Intensität der Koppelung des β-adrenergen Rezeptors an das Überträgersystem, die Adenylcyclase, hängen unter anderem vom

Phosphorylierungs/Dephosphorylierungsgrad des Rezeptors ab [177], der von verschiedenen Proteinkinasen reguliert wird: der c-AMP-abhängigen Proteinkinase (A), der Proteinkinase (C) und der sogenannten β-adrenergen Rezeptorkinase (β-ARK) [16], die bereits voll gereinigt wurde [15] und nur solche β-adrenergen Rezeptoren phosphoryliert und damit desensibilisiert, die mit einem Agonisten gekoppelt sind, möglicherweise ein Autoregulationsmechanismus, um übermäßige Rezeptoraktivierung zu verhindern [96]. Diese Vorgänge sind Teil der normalen Steuerung des Rezeptors und laufen dauernd ab. Jede Besetzung des Rezeptors mit dem Agonisten führt über die Aktivierung der genannten Enzyme zu einer Desensibilisierung des Rezeptors durch vermehrte Phosphorylierung. Langfristige Desensibilisierung hat weitere Folgen. Die schon lange bekannte Desensibilisierung β-adrenerger Rezeptoren beruht entweder auf einer verminderten Zahl β-adrenerger Rezeptoren oder einer „Entkoppelung" zwischen Rezeptor und Effektorsystem [49]. Ursprünglich wurde angenommen, daß Steroide nur die Entkoppelung umkehren, die Rezeptordichte jedoch nicht beeinflussen [48, 49]. Dies stand im Gegensatz zu den Befunden anderer Autoren [133]. Es steht heute fest, daß Steroide die Rezeptorsynthese und die Entkoppelung vom Effektor beeinflussen und auch Direktwirkungen auf die Adenylcyclase besitzen [26, 121]. Während die ersten beiden Wirkungen spezifisch die Wirkung von β-Adrenozeptoren beeinflussen können, ist eine Wirkung auf die Adenylcyclase von weitreichenderer Bedeutung. Sie muß die Wirkung aller Rezeptoren beeinflussen, die sich dieses Mittlersystems „bedienen" (Tabelle 3), wenn dies bisher auch nur in Einzelfällen geprüft wurde [127]. Die steroidinduzierte Synthese von β-Rezeptoren wurde in molekularbiologischen Studien bewiesen, in denen die Rezeptordichte in der glatten Muskulatur 6 – 12 h nach Gabe von Triamcinolon-Azetonid um das 2,2fache ansteigt. Der höheren Rezeptordichte geht ein Anstieg der Messenger-RNS (mRNA) für den $\beta_2$-Rezeptor um das 2,4fache binnen 1 h voraus. Die Gentranskription erhöht sich schon nach 30minütiger Inkubation mit Triamcinolon-Azetonid um den Faktor 3,1 [41]. Die Steroide erhöhen aber nicht nur die Syntheserate der $\beta_2$-Rezeptoren durch eine Wirkung auf Genebene, sie verbessern auch die Kopplung dieser Rezeptoren an die intrazellulären Überträgersysteme, die nach Einwirkung von β-Agonisten relativ entkoppelt sind – dies wurde ex vivo an neutrophilen Granulozyten von Normalpersonen nachgewiesen, die 3 Tage lang Terbutalin oral genommen hatten [166]. Ähnliches ist wiederholt für Lymphozyten *in vitro* nachgewiesen worden [28, 161, 173]. Aktivität der Adenylcyclase (+ 64%) und Zellantwort auf GTP (+ 114%) in Adipozyten nahmen nach *in vitro*-Zusatz von Dexametason stärker zu als die Zahl der Rezeptoren (+ 30%) [121]. Steroide beeinflussen somit auch nach neueren Ergebnissen mehrere Aspekte der Desensibilisierung: Zahl der Rezeptoren, Koppelung an das Überträgersystem und auch direkt das Effektorsystem. Erneut sei darauf hingewiesen, daß Ergebnisse an einer Zellart nicht unbedingt auf eine andere zu übertragen sind. Desensibilisierung gegenüber β-Sympathikomimetika war an neutrophilen Leukozyten *in vitro* sehr leicht, an der Funktion der glatten Atemwegsmuskulatur *derselben* Probanden

Tabelle 3 Mediatoren des Adenylcyclasesystems (vgl. Abb. 12, S. 40)

| *Rezeptoren mit Wirkung auf die Adenylcyclase* | |
|---|---|
| $R_I$: Inhibition der Adenylcyclase | $R_S$: Stimulierung der Adenylcyclase |
| Azetylcholin ($M_2$) | Isoproterenol |
| Adenosin ($A_1$) | β-Agonisten |
| Angiotensin | Vasoaktives intestinales Peptid (VIP) |
| $\alpha_2$-Agonisten | Prostaglandin $E_1$ |
| Dopamin ($D_2$) | Prostaglandin $E_2$ |
| Leukotrien $C_4$ | Prostaglandin $I_2$ |
| Leukotrien $D_4$ | Histamin ($H_2$) |
| Histamin ($H_1$) | Dopamin ($D_1$) |
| Serotonin ($HT_1$) | Adenosin ($A_2$) |
| Enkephalin/ Morphin (μ) | Glucagon |
| Somatostatin | HCG |

Dargestellt sind die wichtigsten Mediatoren, die die Adenylcyclase als Mittlersystem „benutzen". $R_S$ = Rezeptoren, die die Adenylcyclase stimulieren (funktionelles Korrelat z. B. Muskelrelaxation); $R_I$ = Rezeptoren, die die Adenylcyclase hemmen (funktionelles Korrelat z. B. Muskelkontraktion). Die Tabelle veranschaulicht die Vielzahl der Agonisten, deren Wirkung über die Adenylcyclase vermittelt wird, zeigt auch, daß derselbe Agonist durch Wirkung auf verschiedene pharmakologische Rezeptoren die Adenylcyclase sowohl hemmen als auch stimulieren kann. Steroide verstärken die Wirkung von β-adrenergen Substanzen über mehrere Mechanismen, verschieben damit das Gleichgewicht zwischen Stimulation und Hemmung der Adenylcyclase zugunsten der Stimulation.

*in vivo* dagegen überhaupt nicht nachzuweisen [31]. Sie ist im Prinzip möglich, tritt aber nur bei exzessivem Gebrauch der β-Sympathikomimetika ein und stellt im Bereich normaler Dosen von (in der Regel inhalierten) β-Sympathikomimetika kein großes klinisches Problem dar [191, 198].

# Literatur


[1] Ads, A. H., R. Piddington, A. S. Goldman et al.: Cortisol inhibition of development of various lysosomal enzymes in cultured palatal shelves from mouse embryos. Arch. Oral Biol. *28* (1983) 1115–1119.

[2] Ahmed, T., B. Marchette, M. Wasserman et al.: Differential effects of leukotrienes $C_4$, $D_4$ and $E_4$ in the pulmonary and systemic vasculature of sheep. Bull. Eur. Physiopathol. Respir. *22* (1986) 573–580.

[3] Ahmed, T., B. Weichman, M. A. Wasserman et al.: Prevention and reversal of endotoxin-induced pulmonary hypertension by a leukotriene antagonist. Eur. Respir. J. *1* (1988) 145–152.

[4] Albert, R. K., W. J. E. Lamm, W. R. Henderson et al.: Effect of leukotrienes $B_4$, $C_4$, and $D_4$ on segmental pulmonary vascular pressures. J. Appl. Physiol. *66* (1989) 458–464.

[5] Anwar, A. R. E., A. B. Kay: Membrane receptors for IgG and complement (C4, C3b and C3d) on human eosinophils and neutrophils and their relation to eosinophilia. J. Immunol. *119* (1977) 976–979.

[6] Arnoux, B., M. Joseph, M. H. Simoes et al.: Antigenic release of PAF-acether and β-glucuronidase from alveolar macrophages of asthmatics. Bull. Eur. Physiopathol. Respir. *23* (1987) 119–124.

[7] Arya, S. K., F. Wong-Staal, R. C. Gallo: Dexamethasone-mediated inhibition of human T cell growth factor and γ-interferon messenger RNA. J. Immunol. *133* (1984) 273–276.

[8] Axelrod, L.: Inhibition of prostacyclin production mediates permissive effect of glucocorticoids on vascular tone. Lancet *1* (1983) 904–906.

[9] Basbaum, C., D. Carlson, E. Davidson et al.: Cellular mechanisms of airway secretion. Am. Rev. Respir. Dis. *137* (1988) 479–485.

[10] Basbaum, C. B., A. Chow, B. A. Macher et al.: Tracheal carbohydrate antigens identified by monoclonal antibodies. Arch. Biochem. Biophys. *249* (1986) 363–373.

[11] Bauer, J., T. A. Tran-Thi, H. Northoff et al.: The acute-phase induction of alpha 2-macroglobulin in rat hepatocyte primary cultures: action of a hepatocyte-stimulating factor, triiodothyronine and dexamethasone. Eur. J. Cell. Biol. *40* (1986) 86–93.

[12] Baumann, H., C. Richards, J. Gauldie: Interaction among hepatocyte-stimulating factors, interleukin 1, and glucocorticoids for regulation of acute phase plasma proteins in human hepatoma (HepG2) cells. J. Immunol. *139* (1987) 4122–4128.

[13] Baxter, J. D., J. W. Funder: Hormone receptors. N. Engl. J. Med. *301* (1979) 1149–1161.

[14] Benhamou, M., E. Ninio, P. Salem et al.: Decrease in IgE Fc receptor expression on mouse bone marrow-derived mast cells and inhibition of paf-acether formation and of beta-hexosaminidase release by dexamethasone. J. Immunol. *136* (1986) 1385–1392.

[15] Benovic, J. L., F. Mayor, C. Staniszewski et al.: Purification and characterization of the β-adrenergic receptor kinase. J. Biol. Chem. *262* (1987) 9026–9032.

[16] Benovic, J. L., R. H. Strasser, M. G. Caron et al.: β-Adrenergic receptor kinase: identification of a novel protein kinase that phosphorylates the agonist-occupied form of the receptor. Proc. Natl. Acad. Sci. USA *83* (1986) 2797–2801.

[17] Besedovsky, H. O., A. Del Rey, E. Sorkin: Lymphokine-containing supernatants from Con A-stimulated cells increase corticosterone blood levels. J. Immunol. *126* (1981) 385–389.

[18] Besedovsky, H., E. Sorkin, M. Keller et al.: Changes in blood hormone levels during the immune response. Proc. Soc. Exp. Biol. Med. *150* (1975) 466–470.

[19] Beutler, B., D. Greenwald, J. D. Hulmes et al.: Identity of tumor necrosis factor and the macrophage-secreted factor cachectin. Nature *316* (1985) 552–554.

[20] Beutler, B., N. Krochin, I. W. Milsark et al.: Control of cachectin (tumor necrosis factor) synthesis: mechanisms of endotoxin resistance. Science *232* (1986) 977–980.

[21] Bird, J., J. C. Lay, H. J. Lee: The effects of new local anti-inflammatory steroids on leucocyte migration and prostanoid liberation in rats. J. Pharm. Pharmacol. *38* (1986) 589–594.

[22] Blackwell, G. J., R. Carnuccio, M. Di Rosa et al.: Suppression of arachidonate oxidation by glucocorticoid-induced antiphospholipase peptides. In: B. Samuelsson, R. Paoletti, P. Ramwell (eds.): Advances in Prostaglandin, Thromboxane, and Leukotriene Research Vol. 11, pp. 65–71. Raven Press, New York 1983.

[23] Blackwell, G. J., R. Carnuccio, M. Di Rosa et al.: Macrocortin: a polypeptide causing the anti-phospholipase effect of glucocorticoids. Nature *287* (1980) 147–149.

[24] Bochner, B. S., B. K. Rutledge, R. Schleimer: Interleukin-1 production by human lung tissue. II. Inhibition by anti-inflammatory steroids. J. Immunol. *139* (1987) 2303–2307.

[25] Boggs, D. R., J. W. Athens, G. E. Cartwright et al.: The effect of adrenal glucocorticosteroids upon the cellular composition of inflammatory exudates. Am. J. Pathol. *44* (1964) 763.

[26] Bonasera, L., P. Lo Presti, G. Tolone: Effects of glucocorticoids on hormonal activation of adenylate cyclase. Boll. Soc. Ital. Biol. Sper. *61* (1985) 811–817.

[27] Boschetto, P., L. M. Fabbri, E. Zocca et al.: Prednisone inhibits late asthmatic reactions and airway inflammation induced by toluene diisocyanate in sensitized subjects. J. Allergy Clin. Immunol. *80* (1987) 261 – 267.

[28] Brodde, O. E., M. Brinkmann, R. Schemuth et al.: Terbutaline-induced desensitization of human lymphocyte beta 2-adrenoceptors. Accelerated restoration of beta-adrenoceptor responsiveness by prednisone and ketotifen. J. Clin. Invest. *76* (1985) 1096 – 1101.

[29] Bruce, J. N., G. R. Criscuolo, M. J. Merrill et al.: Vascular permeability induced by protein product of malignant brain tumors: inhibition by dexamethasone. J. Neurosurg. *67* (1987) 880 – 884.

[30] Burnett, D., J. J. Reynolds, R. V. Ward et al.: Tissue inhibitor of metalloproteinases and collagenase inhibitory activity in lung secretions from patients with chronic obstructive bronchitis: effect of corticosteroid treatment. Thorax *41* (1986) 740 – 745.

[31] Busse, W. W., G. Sharpe, A. Smith et al.: The effect of procaterol treatment on beta-adrenergic bronchodilation and polymorphonuclear leukocyte responsiveness. Am. Rev. Respir. Dis. *132* (1985) 1194 – 1198.

[32] Busso, N., D. Belin, C. Failly-Crepin et al.: Plasminogen activators and their inhibitors in a human mammary cell line (HBL-100). Modulation by glucocorticoids. J. Biol. Chem. *261* (1986) 9309 – 9315.

[33] Busso, N., D. Belin, C. Failly-Crepin et al.: Glucocorticoid modulation of plasminogen activators and of one of their inhibitors in the human mammary carcinoma cell line MDA-MB-231. Cancer Res. *47* (1987) 364 – 370.

[34] Calignano, A., R. Carnuccio, M. Di Rosa et al.: The anti-inflammatory effect of glucocorticoid-induced phospholipase inhibitory proteins. Agents Actions *16* (1985) 60.

[35] Capron, M., T. Jouault, L. Prin et al.: Functional study of a monoclonal antibody to IgE Fc receptor (Fc, R2) of eosinophils, platelets, and macrophages. J. Exp. Med. *164* (1986) 72 – 89.

[36] Carlstedt-Duke, J., A.-C. Wikström, J.-A. Gustafsson: Structure, functional domains and subcellular distribution of glucocorticoid receptor. In: V. K. Moudgil (ed.): Steroid receptors in health and disease, pp. 71 – 83. Plenum Press, New York – London 1988.

[37] Cartier, A., N. C. Thomson, P. A. Frith et al.: Allergen-induced increase in bronchial responsiveness to histamine: relationship to the late asthmatic response and change in airway caliber. J. Allergy Clin. Immunol. *70* (1982) 170 – 177.

[38] Cesario, T. C., L. Slater, W. J. Poo et al.: The effect of hydrocortisone on the production of gamma-interferon and other lymphokines by human peripheral blood mononuclear cells. J. Interferon Res. *6* (1986) 337 – 347.

[39] Clark, S. C., R. Kamen: The human hematopoietic colony-stimulating factors. Science *236* (1987) 1229 – 1237.

[40] Coles, S. J., K. H. Neill, L. M. Reid et al.: Effects of leukotrienes C4 and D4 on glycoprotein and lysozyme secretion by human bronchial mucosa. Prostagl. *25* (1983) 155 – 170.

[41] Collins, S., M. G. Caron, R. J. Lefkowitz: Beta-adrenergic receptors in hamster smooth muscle cells are transcriptionally regulated by glucocorticoids. J. Biol. Chem. *263* (1988) 9067 – 9070.

[42] Cornish, E. J., R. G. Goldie: Metabolism of 3H-±-isoprenaline by isolated atria and coronary arteries of the kitten. Br. J. Pharmac. *68* (1980) 499 – 504.

[43] Corrigan, C. J., P. Brown, N. Barnes et al.: Corticosteroid resistance in chronic asthma: correlation of clinical response with in vitro sensitivity of lymphocytes to anti-inflammatory drugs. Am. Rev. Respir. Dis. *139* Suppl. (1989) A 325.

[44] Culpepper, J. A., F. Lee: Regulation of IL 3 expression by glucocorticoids in cloned murine T lymphocytes. J. Immunol. *135* (1985) 3191 – 3197.

[45] Daeron, M., A. R. Sterk, F. Hirata et al.: Biochemical analysis of glucocorticoid-induced inhibition of IgE-mediated histamine release from mouse mast cells. J. Immunol. *129* (1982) 1212 – 1218.

[46] Dale, D. C., A. S. Fauci, S. M. Wolff: Alternate day prednisone. Leukocyte kinetics and susceptibility to infections. N. Engl. J. Med. *291* (1974) 1154 – 1158.

[47] Davidson, F. F., E. A. Dennis, M. Powell et al.: Inhibition of phospholipase $A_2$ by „lipocortins" and calpactins. J. Biol. Chem. *262* (1987) 1698 – 1705.

[48] Davies, A. O., R. J. Lefkowitz: Agonist-promoted high affinity state of the β-adrenergic receptor in human neutrophils: modulation by corticosteroids. J. Clin. Endocrinol. Metab. *53* (1981) 703.

[49] Davies, A. O., R. J. Lefkowitz: In vitro desensitization of beta adrenergic receptors in human neutrophils: attenuation by corticosteroids. J. Clin. Invest *71* (1983) 565 – 571.

[50] Davis, M. H., J. Pieringer: Regulation of dipeptidyl aminopeptidase I and angiotensin converting enzyme activities in cultured murine brain cells by cortisol and thyroid hormone. J. Neurochem. *48* (1987) 447 – 454.

[51] Davis, M. H.: Hormonal regulation of dipeptidyl-aminopeptidase I activity in cultured human fibroblasts. Arch. Biochem. Biophys. *254* (1987) 498 – 503.

[52] De Caterina, R., B. B. Weksler: Modulation of arachidonic acid metabolism in human endothelial cells by glucocorticoids. Thromb. Haemost. *55* (1986) 369 – 374.

[53] De Shazo, R. D., A. I. Levinson, H. F. Dvorak et al.: The late phase skin reaction: evidence for activation of the coagulation system in an IgE-dependent reaction in man. J. Immunol. *122* (1979) 692.

[54] Dinarello, C. A.: Interleukin-1 and the pathogenesis of the acute phase response. N. Engl. J. Med. *311* (1984) 1413 – 1418.

[55] Domer, F. R., K. Mori, C. A. Dinarello et al.: Effects of leukocytic pyrogen (interleukin-1) on local cerebral glucose utilization in rats with and without premedication with indomethacin or dexamethasone. J. Cereb. Blood. Flow. Metab. *8* (1988) 173 – 178.

[56] Durham, S. R., M. Carroll, G. M. Walsh et al.: Leukocyte activation in allergen-induced late-phase asthmatic reactions. N. Engl. J. Med. *311* (1984) 1398 – 1402.

[57] Ellul-Micallef, R., F. F. Fenech: Effect of intravenous prednisolone in asthmatics with diminished adrenergic responsiveness. Lancet 2 (1975) 1269.

[58] Escudier, E., L. Forsberg, C. Basbaum: Chondroitin sulfate is a secretory product of tracheal gland serous cells in vivo as well as in culture. Eur. Respir. J. *1* Suppl. 1 (1988) 106 s.

[59] Fabbri, L. M., H. Aizawa, S. E. Alpert et al.: Airway hyperresponsiveness and changes in cell counts in bronchoalveolar lavage after ozone exposure in dogs. Am. Rev. Respir. Dis. *129* (1984) 288 – 291.

[60] Farrukh, I. S., A. M. Sciuto, E. W. Spannhake et al.: Leukotriene D4 increases pulmonary vascular permeability and pressure by different mechanisms in the rabbit. Am. Rev. Respir. Dis. *134* (1986) 229 – 232.

[61] Feuerstein, G., J. M. Hallenbeck: Leukotrienes in health and disease. Faseb J. *1* (1987) 186 – 193.

[62] Flower, R. J., G. J. Blackwell: Anti-inflammatory steroids induce biosynthesis of a phospholipase $A_2$ inhibitor which prevents prostaglandin generation. Nature *275* (1979) 456 – 458.

[63] Forslid, J., J. Hed: In vitro effect of hydrocortisone on the attachment and ingestion phases of immunoglobulin G- and complement component 3b-mediated phagocytosis by human neutrophils. Infect. Immun. *38* (1982) 811.

[64] Foster, P. S., R. G. Goldie, J. W. Paterson: Effect of steroids on β-adrenoceptor-mediated relaxation of pig bronchus. Br. J. Pharmac. *78* (1983) 441 – 445.

[65] Foster, E. S., T. W. Zimmerman, J. P. Hayslett et al.: Corticosteroid alteration of active electrolyte transport in rat distal colon. Am. J. Physiol. *245* (1983) G 668 – G 675.

[66] Fuller, R. W., C. R. Kelsey, P. J. Cole et al.: Dexamethasone inhibits the production of thromboxane B2 and leukotriene B4 by human alveolar and peritoneal macrophages in culture. Clin. Sci. *67* (1984) 653–656.

[67] Gasc, J.-M., E.-E. Baulieu: Intracellular localization of steroid hormone receptors: immunocytochemical analysis. In: V. K. Moudgil (ed.): Steroid receptors in health and disease, pp. 35–45. Plenum Press, New York–London 1988.

[68] Geddes, B. A., T. R. Jones, R. J. Dvorsky et al.: Interaction of glucocorticoids and bronchodilators on isolated guinea pig tracheal and human bronchial smooth muscle. Am. Rev. Respir. Dis. *110* (1974) 420–427.

[69] Giguere, V., S. M. Hollenberg, M. G. Rosenfeld et al.: Functional domains of the human glucocorticoid receptor. Cell *46* (1986) 645–652.

[70] Gilbert, G. J.: Churg-Strauss syndrome: determining adequacy of corticosteroid dosage by the eosinophil count. South. Med. J. *80* (1987) 266–268.

[71] Gillis, S., G. R. Crabtree, K. A. Smith: Glucocorticoid-induced inhibition of T cell growth factor. J. Immunol. *123* (1979) 1632–1638.

[72] Gin, W., A. B. Kay: The effect of corticosteroids on monocyte and neutrophil activation in bronchial asthma. J. Allergy Clin. Immunol. *76* (1985) 675–682.

[73] Gin, W., R. J. Shaw, A. B. Kay: Airways reversibility after prednisolone therapy in chronic asthma is associated with alterations in leukocyte function. Am. Rev. Respir. Dis. *132* (1985) 1199–1203.

[74] Girard, M. T., S. Hjaltadottir, A. Naray-Fejes-Toth et al.: Glucocorticoids enhance the γ-interferon augmentation of human monocyte IgG Fc receptor expression. J. Immunol. *138* (1987) 3235–3241.

[75] Glass, E. J., A. B. Kay: Enhanced expression of human monocyte complement (C3b) receptors by chemoattractants. Clin. Exp. Immunol. *39* (1980) 768.

[76] Godowski, P. J., S. Rusconi, R. Miesfeld et al.: Glucocorticoid receptor mutants that are constitutive activators of transcriptional enhancement. Nature *325* (1987) 365–368.

[77] Goetzl, E. J., K. F. Austen: Purification and synthesis of eosinophilotactic tetrapeptides of human lung tissue: Identification as eosinophil chemotactic factor of anaphylaxis. Proc. Natl. Acad. Sci. USA *72* (1975) 4123–4126.

[78] Goldie, R. G.: Effect of cortisol-induced inhibition of extraneuronal uptake on responses to isoprenaline in the kitten. Clin. Exp. Pharmacol. Physiol. *7* (1980) 325–328.

[79] Gosset, Ph., A. B. Tonnel, M. Joseph et al.: Secretion of a chemotactic factor for neutrophils and eosinophils by alveolar macrophages from asthmatic patients. J. Allergy Clin. Immunol. *74* (1984) 827–834.

[80] Grabstein, K., S. Dower, S. Gillis et al.: Expression of interleukin 2, interferon-γ and the IL-2 receptor by human peripheral blood lymphocytes. J. Immunol. *136* (1986) 4503–4508.

[81] Granelli-Piperano, A., J. D. Vassalli, E. Reich: Secretion of plasminogen activator by human polymorphonuclear leukocytes. Modulation by glucocorticoids and other effectors. J. Exp. Med. *146* (1977) 1693–1706.

[82] Green, S., P. Chambon: A superfamily of potentially oncogenic hormone receptors. Nature *324* (1986) 615–617.

[83] Grosman, J., S. M. Jensen: Influence of glucocorticoids on histamine release and $^{45}Ca$ uptake by isolated rat mast cells. Ag. Act. *14* (1984) 21–30.

[84] Guyre, P. M., J. E. Bodwell, A. Munck: Glucocorticoid actions on the immune system: inhibition of production of an Fc receptor augmenting factor. J. Steroid Biochem. *15* (1981) 35–39.

[85] Guyre, P. M., M. T. Girard, P. M. Morganelli et al.: Glucocorticoid effects on the production and actions of immune cytokines. J. Steroid Biochem. *30* (1988) 89–93.

[86] Hahn, H.-L., S. M. Harding: Vasoconstrictor activity and therapeutic efficacy of aerosolized steroids in asthma. Progr. Resp. Res. *14* (1980) 290–297.

[87] Hahn, H.-L., K. Sasaki, J. A. Nadel: Entzündungsvorgänge und Prostanoidfreisetzung bei experimentell induzierter Hyperregibilität. Kongr. Ber. Wiss. Tag. Norddtsch. Ges. Lungen- u. Bronchialheilk. *18* (1983) 143 – 149.

[88] Harris, A. W., J. D. Baxter: Variations in cellular sensitivity to glucocorticoids: observations and mechanisms. Monogr. Endocrinol. *12* (1979) 423 – 444.

[89] Heil, I., K. M. Müller, T. Bühling et al.: The influence of immunosuppressive drugs on the specific antibody response to inhaled dietary protein in adult rabbits. Allergologie *12* (1989) 302.

[90] Herget, J., I. F. McMurtry: Dexamethasone potentiates hypoxic vasoconstriction in salt solution-perfused rat lungs. Am. J. Physiol. *253* (1987) 574 – 581.

[91] Hollenberg, S. M., V. Giguere, R. M. Evans et al.: Colocalization of DNA-binding and transcriptional activation functions in the human glucocorticoid receptor. Cell *49* (1987) 39 – 46.

[92] Hollenberg, S. M., C. Weinberger, E. s. Ong et al.: Primary structure and expression of a functional human glucocorticoid receptor cDNA. Nature *318* (1985) 635 – 641.

[93] Holtzman, M. J., H. Aizawa, J. A. Nadel et al.: Selective generation of leukotriene $B_4$ by tracheal epithelial cells from dogs. Biochem. Biophys. Res. Commun. *114* (1983) 1071 – 1076.

[94] Horst, H. J., H. D. Flad: Corticosteroid-interleukin 2 interactions: inhibition of binding of interleukin 2 to interleukin 2 receptors. Clin. Exp. Immunol. *68* (1987) 156 – 161.

[95] Hoshi, H., M. Kan, J.-K. Chen et al.: Comparative endocrinology/paracrinology/autocrinology of human adult large vessel endothelial and smooth muscle cells. In Vitro Cell. Devel. Biol. *24* (1988) 309 – 320.

[96] Huganir, R. L., P. Greengard: Regulation of receptor function by protein phosphorylation. Trends Pharmac. Sci. *8* (1987) 472 – 477.

[97] Hui, K. K., M. E. Conolly, D. P. Tashkin: Reversal of human lymphocyte beta-adrenoceptor desensitization by glucocorticoids. Clin. Pharmacol. Ther. *32* (1982) 566 – 571.

[98] Hunninghake, G. W., A. J. Glazier, M. M. Monick et al.: Interleukin-1 is a chemotactic factor for human T-lymphocytes. Am. Rev. Respir. Dis. *135* (1987) 66 – 71.

[99] Hunter, J. A., W. E. Finkbeiner, J. A. Nadel et al.: Predominant generation of 15-lipoxygenase metabolites or arachidonic acid by epithelial cells from human trachea. Proc. Natl. Acad. Sci. USA *82* (1985) 4633 – 4637.

[100] Jeffery, J. L., B. P. Avner: Blockade of uptake: the mechanism of rapid corticosteroid induced potentiation of bronchodilator drugs in tracheal smooth muscle. Proc. West. Pharmacol. Soc. *23* (1980) 355 – 359.

[101] Jeong, G., I. Nakoinz, P. Ralph: Independent regulation of B-cell inducing factor and IL-2 production by T lymphocytes, and direct and indirect promotion of immunoglobulin secretion by glucocorticosteroid. Cell. Immunol. *103* (1986) 199 – 206.

[102] Jirik, F. R., T. J. Podor, T. Hirano et al.: Bacterial lipopolysaccharide and inflammatory mediators augment IL-6 secretion by human endothelial cells. J. Immunol. *142* (1989) 144 – 147.

[103] Johnson, L. K., J. D. Baxter, G. G. Rousseau: Mechanisms of glucocorticoid receptor function: an analysis of selected models. In: J. D. Baxter, G. G. Rousseau (eds.): Glucocorticoid hormone action, pp. 305 – 326. Springer-Verlag, Heidelberg 1979.

[104] Johnson, L. K., J. P. Longenecker, J. D. Baxter et al.: Glucocorticoid action: a mechanism involving nuclear and non-nuclear pathways. Br. J. Dermatol. *107* Supp. 23 (1982) 6.

[105] Johnson, H. G., M. L. McNee, F. F. Sun: 15-hydroxyeicosatetraenoic acid is a potent inflammatory mediator and agonist of canine tracheal mucus secretion. Am. Rev. Respir. Dis. *131* (1985) 917 – 922.

[106] Jones, M. T., B. Gillham, S. Mahmoud: Hypothalamus and ACTH secretion. In: V. H. T. James, M. Siero, G. Giusti et al.: The endocrine function of the human adrenal cortex, pp. 55 – 85. Academic Press, New York 1978.

[107] Joris, I., G. Majno, E. J. Corey et al.: The mechanism of vascular leakage induced by leukotriene $E_4$. Endothelial contraction. Am. J. Pathol. *126* (1987) 19–24.

[108] Joseph, M., A. B. Tonnel, A. Capron et al.: Enzyme release and superoxide anion production by human alveolar macrophages stimulated with IgE. Clin. Exp. Immunol. *40* (1980) 416–422.

[109] Joseph, M.: IgE-dependent effector functions of blood platelets. Ann. Inst. Pasteur/Immunol. *137* (1986) 374–377.

[110] Kaushansky, K., N. Lin, J. W. Adamson: Interleukin 1 stimulates fibroblasts to synthesize granulocyte-macrophage and granulocyte colony-stimulating factors. J. Clin. Invest. *81* (1988) 92–97.

[111] Kay, A. B., D. J. Stechschulte, K. F. Austen: An eosinophil leukocyte chemotactic factor of anaphylaxis. J. Exp. Med. *133* (1971) 602–605.

[112] Kay, A. B., G. M. Walsh: Chemotactic factor-induced enhancement of the binding of immunoglobulin classes and subclasses to neutrophils and eosinophils. Clin. Exp. Immunol. *57* (1984) 729–733.

[113] Kay, A. B.: Mediators and inflammatory cells in asthma. In: A. B. Kay (ed.): Asthma. Clinical pharmacology and therapeutic progress, pp. 1–10. Blackwell Scientific Public., Oxford–London–Edinburgh 1986.

[114] Kelso, A., A. Munck: Glucocorticoid inhibition of lymphokine secretion by alloreactive T lymphocyte clones. J. Immunol. *133* (1984) 784–791.

[115] Kern, J. A., R. J. Lamb, J. C. Reed et al.: Dexamethasone inhibition of interleukin 1 beta production by human monocytes. Posttranscriptional mechanisms. J. Clin. Invest. *81* (1988) 237–244.

[116] Kim, K. C., K. Wasano, R. M. Niles et al.: Human neutrophil elastase releases cell surface mucins from primary cultures of hamster tracheal epithelial cells. Proc. Natl. Acad. Sci. USA *84* (1987) 9304–9308.

[117] King, S. J., H. R. Miller, G. F. Newlands et al.: Depletion of mucosal mast cell protease by corticosteroids: effect on intestinal anaphylaxis in the rat. Proc. Natl. Acad. Sci. USA *82* (1985) 1214–1218.

[118] Kirby, J. G., F. E. Hargreave, P. M. O'Byrne: Indomethacin inhibits allergen-induced airway hyperresponsiveness but not allergen-induced asthmatic responses. Am. Rev. Respir. Dis. *135* (1987) A 312.

[119] Knudsen, P. J., C. A. Dinarello, T. B. Strom: Glucocorticoids inhibit transcriptional and post-transcriptional expression of interleukin 1 in U 937 cells. J. Immunol. *139* (1987) 4129–4134.

[120] Kondo, H., H. Kasuga, T. Noumura: The heterogeneity of human fibroblasts as determined from the effects of hydrocortisone on cell growth and specific dexamethasone binding. Exp. Cell. Res. *158* (1985) 342–348.

[121] Lacasa, D., B. Agli, Y. Giudicelli: Permissive action of glucocorticoids on catecholamine-induced lipolysis: direct „in vitro" effects on the fat cell beta-adrenoreceptor-coupled-adenylate cyclase system. Biochem. Biophys. Res. Commun. *153* (1988) 489–497.

[122] Lefkowitz, R. J., M. G. Caron, G. L. Stiles: Mechanisms of membrane-receptor regulation. Biochemical, physiological, and clinical insights derived from studies of the adrenergic receptors. N. Engl. J. Med. *310* (1984) 1570–1579.

[123] Leikauf, G. D., K. E. Driscoll, H. E. Wey: Ozone-induced augmentation of eicosanoid metabolism in epithelial cells from bovine trachea. Am. Rev. Respir. Dis. *137* (1988) 435–442.

[124] Lew, W., J. J. Oppenheim, K. Matsushima: Analysis of the suppression of IL-1 alpha and IL-1 beta production in human peripheral blood mononuclear adherent cells by a glucocorticoid hormone. J. Immunol. *140* (1988) 1895–1902.

[125] Lewis, G. D., W. B. Campbell, A. R. Johnson: Inhibition of prostaglandin synthesis by glucocorticoids in human endothelial cells. Endocrinology *119* (1986) 62–69.
[126] Lien, Y. H., M. J. Wong, M. S. Golbus et al.: Hydrocortisone stimulates fibronectin synthesis in cultured fibroblasts. J. Cell. Physiol. *120* (1984) 103–107.
[127] Lowe, C., P. M. Barling, S. J. Skinner: The adenylate cyclase response to parathyroid hormone in fetal lung fibroblasts is enhanced by cortisol. Biosci. Rep. *7* (1987) 503–508.
[128] Lundgren, J. D., F. Hirata, Z. Marom et al.: Dexamethasone inhibits respiratory glycoconjugate secretion from feline airways in vitro by the induction of lipocortin (Lipomodulin) synthesis. Am. Rev. Respir. Dis. *137* (1988) 353–357.
[129] Lurie, D. P., F. Delustro, E. C. Leroy: Neutrophil response to LIF: lack of glucocorticoid effect despite enhanced chemokinesis. Inflammation. *7* (1983) 49–56.
[130] MacGregor, R. R.: Granulocyte adherence changes induced by hemodialysis, endotoxin, epinephrine, and glucocorticoids. Ann. Intern. Med. *86* (1977) 35–39.
[131] Marom, Z., J. Shelhamer, D. Alling et al.: The effects of corticosteroids on mucous glycoprotein secretion from human airways in vitro. Am. Rev. Respir. Dis. *129* (1984) 62–65.
[132] Marom, Z., J. H. Shelhamer, M. Kaliner: Effects of arachidonic acid, monohydroxyeicosatetraenoic acid and prostaglandins on the release of mucous glycoproteins from human airways in vitro. J. Clin. Invest. *67* (1981) 1695–1702.
[133] Marone, G., B. Fimiani, R. Petracca et al.: Betamethasone increases the beta-adrenergic receptor density of human polymorphonuclear leukocytes. Ric. Clin. Lab. *15* (1985) 25–32.
[134] McKenzie, A. W.: Percutaneous absorption of steroids. Archs Derm. *86* (1964) 611–614.
[135] Mecham, R. P., S. L. Morris, B. D. Levy et al.: Glucocorticoids stimulate elastin production in differentiated bovine ligament fibroblasts but do not induce elastin synthesis in undifferentiated cells. J. Biol. Chem. *259* (1984) 12414–12418.
[136] Miesfeld, R., P. J. Godowski, B. A. Maler et al.: Glucocorticoid receptor mutants that define a small region sufficient for enhancer activation. Science *236* (1987) 423–427.
[137] Miesfeld, R., S. Rusconi, P. J. Godowski et al.: Genetic complementation of a glucocorticoid receptor deficiency by expression of cloned receptor cDNA. Cell *47* (1986) 389–399.
[138] Miller, P. A., S. S. Jr. Simons: Comparison of glucocorticoid receptors in two rat hepatoma cell lines with different sensitivities to glucocorticoids and antiglucocorticoids. Endocrinology *122* (1988) 2990–2998.
[139] Möllmann, H. W., P. Rohdewald, J. Barth et al.: Effect of high doses of glucocorticoids on the kinetics of human white blood cells in vivo. Mediz. Klinik *5* (1988) 159–163.
[140] Morrow, A. L., P. D. Suzdak, S. M. Paul: Steroid hormone metabolites potentiate GABA receptor-mediated chloride ion flux with nanomolar potency. Eur. J. Pharmacol. *142* (1987) 483–485.
[141] Munro, D. D., L. C. Wilson: Clobetasone butyrate, a new topical corticosteroid. Clinical activity and effects on pituitary-adrenal axis function and model of epidermal atrophy. Br. Med. J. *3* (1975) 626–628.
[142] Murray, J. J., A. B. Tonnel, A. R. Brash et al.: Release of prostaglandin $D_2$ into human airways during acute antigen challenge. N. Engl. J. Med. *315* (1986) 800–804.
[143] Naeije, R., C. Mélot, P. Mols et al.: Reduction in pulmonary hypertension by prostaglandin $E_1$ in decompensated chronic obstructive pulmonary disease. Am. Rev. Respir. Dis. *125* (1982) 1–5.
[144] Nagy, L., T. K. Lee, A. B. Kay: Neutrophil chemotactic activity in antigen-induced late asthmatic reactions. N. Engl. J. Med. *306* (1982) 497–501.
[145] Naray-Fejes-Toth, A., B. Rosenkranz, J. C. Froelich et al.: Glucocorticoid effect on arachidonic acid metabolism in vivo. J. Steroid Biochem. *30* (1988) 155–159.
[146] O'Byrne, P. M., J. Dolovich, F. E. Hargreave: Late asthmatic responses. Am. Rev. Respir. Dis. *136* (1987) 740–752.

[147] O'Byrne, P. M., E. H. Walters, H. Aizawa et al.: Indomethacin inhibits the airway hyperresponsiveness but not the neutrophil influx induced by ozone in dogs. Am. Rev. Respir. Dis. *130* (1984) 220–224.

[148] Oikarinen, A., T. Salo, L. Ala-Kokko et al.: Dexamethasone modulates the metabolism of type IV collagen and fibronectin in human basement-membrane-forming fibrosarcoma (HT-1080) cells. Biochem. J. *245* (1987) 235–241.

[149] Olson, J. J., M. M. Jr. Poor, D. W. Beck: Methylprednisolone reduces the bulk flow of water across an in vitro blood-brain barrier. Brain Res. *439* (1988) 259–265.

[150] Owen, W. F. Jr., M. E. Rothenberg, D. S. Silberstein et al.: Regulation of human eosinophil viability, density, and function by granulocyte/macrophage colony-stimulating factor in the presence of 3T3 fibroblasts. J. Exp. Med. *166* (1987) 129–141.

[151] Oyanagui, Y.: Steroid-like anti-inflammatory effect of superoxide dismutase in serotonin-, histamine-, and kinin-induced edemata of mice. Existence of vascular permeability regulating protein(s). Biochem. Pharmac. *30* (1981) 1791–1798.

[152] Oyanagui, Y.: Anti-inflammatory effects of polyamines in serotonin and carrageenan paw edemata – possible mechanism to increase vascular permeability inhibitory protein level which is regulated by glucocorticoids and superoxide radical. Ag. Act. *14* (1984) 228–237.

[153] Palacios, R., I. Sugawara: Hydrocortisone abrogates proliferation of T cells in autologous mixed lymphocyte reaction by rendering the interleukin-2 producer cells unresponsive to interleukin-1 and unable to synthesize the T-cell growth factor. Scand. J. Immunol. *15* (1982) 25–32.

[154] Parente, L., R. J. Flower: Hydrocortisone and ‚macrocortin' inhibit the zymosan-induced release of lyso-PAF from rat peritoneal leucocytes. Life Sci. *36* (1985) 1225–1231.

[155] Paul, W. E., J. Ohara: B cell stimulatory factor-1/interleukin 4. Annu. Rev. Immunol. *5* (1987) 429–459.

[156] Pestel, J., J. P. Dessaint, M. Joseph et al.: Macrophage triggering by aggregated immunoglobulins. II. Comparison of IgE and IgG aggregates or immune complexes. Clin. exp. Immunol. *57* (1984) 404–412.

[157] Poznansky, M. C., A. C. Gordon, J. G. Douglas et al.: Resistance to methylprednisolone in cultures of blood mononuclear cells from glucocorticoid-resistant asthmatic patients. Clin. Sci. *67* (1984) 639–645.

[158] Poznansky, M. C., A. C. Gordon, I. W. Grant et al.: A cellular abnormality in glucocorticoid resistant asthma. Clin. Exp. Immunol. *61* (1985) 135–142.

[159] Raghow, R., D. Gossage, A. H. Kang: Pretranslational regulation of type I collagen, fibronectin, and a 50-kilodalton noncollagenous extracellular protein by dexamethasone in rat fibroblasts. J. Biol. Chem. *261* (1986) 4677–4684.

[160] Ray, A., S. B. Tatter, L. T. May et al.: Activation of the human $\beta_2$ interferon/hepatocyte-stimulating factor/interleukin-6 promotor by cytokines, viruses, and second messenger agonists. Proc. Natl. Acad. Sci. USA *85* (1988) 6701–6705.

[161] Reinhardt, D., B. Becker, M. Nagel-Hiemke et al.: Influence of beta-receptor-agonists and glucocorticoids on alpha- and beta-adrenoceptors of isolated blood cells from asthmatic children. Pediatr. Pharmacol. *3* (1983) 293–302.

[162] Romagnani, S., M. G. Giudizi, R. Biagiotti et al.: B cell growth factor activity of interferon-γ. Recombinant human interferon-γ promotes proliferation of anti-μ-activated human B lymphocytes. J. Immunol. *136* (1986) 3513–3516.

[163] Roulston, J. E., G. I. O'Malley, J. G. Douglas: Effects of prednisolone on angiotensin converting enzyme activity. Thorax *39* (1984) 356–360.

[164] Rusconi, S., K. R. Yamamoto: Functional dissection of the hormone and DNA binding activities of the glucocorticoid receptor. EMBO J. *6* (1987) 1309–1315.

[165] Russell, S. B., J. D. Russell, J. S. Trupin: Hydrocortisone induction of system A amino acid transport in human fibroblasts from normal dermis and keloid. J. Biol. Chem. *259* (1984) 11464–11469.

[166] Samuelson, W. M., A. O. Davies: Hydrocortisone-induced reversal of beta-adrenergic receptor uncoupling. Am. Rev. Respir. Dis. *130* (1984) 1023–1026.

[167] Scala, G., P. Allavena, J. Y. Djeu et al.: Human large granular lymphocytes are potent producers of interleukin-1. Nature *309* (1984) 56–59.

[168] Schleimer, R. P., A. Jacques, H. S. Shin et al.: Inhibition of T cell-mediated cytotoxicity by anti-inflammatory steroids. J. Immunol. *132* (1984) 266–271.

[169] Schleimer, R. P., E. S. Schulman, D. W. MacGlashan et al.: Effects of dexamethasone on mediator release from human lung fragments and purified human lung mast cells. J. Clin. Invest. *71* (1983) 1830–1835.

[170] Schnaper, H. W., T. M. Aune: Steroid-sensitive mechanism of soluble immune response suppressor production in steroid-responsive nephrotic syndrome. J. Clin. Invest. *79* (1987) 257–264.

[171] Schwartz, H. J., F. C. Lowell, J. C. Melby: Steroid resistance in bronchial asthma. Ann. Intern. Med. *69* (1968) 493–499.

[172] Sehgal, P. B., L. T. May, I. Tamm et al.: Human $\beta_2$ interferon and B cell differentiation factor BSF-2 are identical. Science (Wash.) *235* (1987) 731–732.

[173] Sertl, K., E. Paietta, S. Meryn et al.: Effects of prednisolone on beta-adrenergic desensitization of normal peripheral lymphocytes: an in vitro model for steroid-controlled tachyphylaxis. Wien. Klin. Wochenschr. *98* (1986) 445–449.

[174] Shen, L., P. M. Guyre, E. D. Ball et al.: Glucocorticoid enhances gamma interferon effects on human monocyte antigen expression and ADCC. Clin. Exp. Immunol. *65* (1986) 387–395.

[175] Shenfield, G. M., M. E. Hodson, S. W. Clark et al.: Interaction of corticosteroids and catecholamines in the treatment of asthma. Thorax *30* (1975) 430.

[176] Shull, S., K. R. Cutroneo: Glucocorticoids change the ratio of type III to type I procollagen extracellularly. Coll. Relat. Res. *6* (1986) 295–300.

[177] Sibley, D. R., R. H. Strasser, J. L. Benovic et al.: Phosphorylation/dephosphorylation of the β-adrenergic receptor regulates its functional coupling to adenylate cyclase and subcellular distribution. Proc. Natl. Acad. Sci. USA *83* (1986) 9408–9412.

[178] Sigal, E., J. A. Nadel: Arachidonic acid 15-lipoxygenase and airway epithelium: Biologic effects and enzyme purification. Am. Rev. Respir. Dis. *138* Suppl. (1988) S 35–S 40.

[179] Silberstein, D. S., W. F. Owen, J. C. Gasson et al.: Enhancement of human eosinophil and leukotriene synthesis by bio-synthetic (recombinant) granulocyte-macrophage colony-stimulating factor. J. Immunol. *137* (1986) 3290–3294.

[180] Simons, S. S.: Factors influencing association of glucocorticoid receptor-steroid complexes with nuclei, chromatin, and DNA: interpretation of binding data. Monogr. Endocrinol. *12* (1979) 161–178.

[181] Smith, E. M., J. E. Blalock: Human lymphocyte production of ACTH and endorphin-like substances: association with leukocyte interferon. Proc. Natl. Acad. Sci. USA *78* (1981) 7530–7534.

[182] Smith, K. A.: T cell growth factor. Immunol. Rev. *51* (1980) 337–357.

[183] Smith, T. J.: Glucocorticoid regulation of glycosaminoglycan accumulation in murine fibroblasts. Endocr. Res. *11* (1985) 171–179.

[184] Snyder, D. S., E. R. Unanue: Corticosteroids inhibit murine macrophage Ia expression and interleukin 1 production. J. Immunol. *129* (1982) 1803–1805.

[185] Staines, N., J. Brostoff, K. James (Hrsg.): Immunologisches Grundwissen. Gustav Fischer Verlag, Stuttgart–New York 1986, S. 1–88.

[186] Staruch, M. J., D. D. Wood: Reduction of serum interleukin-1-like activity after treatment with dexamethasone. J. Leukocyte Biol. *37* (1985) 193 – 207.

[187] Staub, N. C., E. L. Schultz, K. Koike et al.: Effect of neutrophil migration induced by leukotriene B4 on protein permeability in sheep lung. Fed. Proc. *44* (1985) 30 – 35.

[188] Stephens, K. E., A. Ishizaka, J. W. Larrick et al.: Tumor necrosis factor causes increased pulmonary permeability and edema: Comparison to septic acute lung injury. Am. Rev. Respir. Dis. *137* (1988) 1364 – 1370.

[189] Sterling, K. M. J. R., M. J. Harris, J. J. Mitchell et al.: Dexamethasone decreases the amounts of type I procollagen mRNAs in vivo and in fibroblast cell cultures. J. Biol. Chem. *258* (1983) 7644 – 7647.

[190] Strieter, R. M., D. G. Remick, J. P. Lynch et al.: Interleukin-2-induced tumor necrosis factor-alpha (TNF-α) gene expression in human alveolar macrophages and blood monocytes. Am. Rev. Respir. Dis. *139* (1989) 335 – 342.

[191] Tattersfield, A. E.: Tolerance to beta-agonists. Bull. Eur. Physiopathol. Respir. (Clin. Respir. Physiol.) *21* (1985) 1 s – 5 s.

[192] Theodorsson-Norheim, E., S. Rosell, R. Brattsand: Dexamethasone reduces fat-induced release of neurotensin in the rat. Acta Physiol. Scand. *123* (1985) 331 – 333.

[193] Thorne, K. J., B. A. Richardson, A. E. Butterworth et al.: Effect of drugs used in the treatment of asthma on the production of eosinophil-activating factor by monocytes. Int. Arch. Allergy Appl. Immunol. *85* (1988) 257 – 259.

[194] Turnbull, L. W., L. S. Turnbull, J. Crofton et al.: Variations in mediators of hypersensitivity in the sputum of chronic bronchitics: correlation with peak expiratory flow. Lancet *2* (1978) 184 – 185.

[195] Van Damme, J., M. R. Schaafsma, W. E. Fibbe et al.: Simultaneous production of interleukin 6, interferon and colony-stimulating activity by fibroblasts after viral and bacterial infection. Eur. J. Immunol. *19* (1989) 163 – 168.

[196] Varsano, S., C. B. Basbaum, L. S. Forsberg et al.: Dog tracheal epithelial cells in culture synthesize sulfated macromolecular glycoconjugates and release them from the cell surface upon exposure to extracellular proteinases. Exp. Lung Res. *13* (1987) 157 – 184.

[197] Varsano, S., D. B. Borson, M. Gold et al.: Proteinases release $^{35}SO_4$-labeled macromolecules from cultured airway epithelial cells. Fed. Proc. *43* (1986) 786.

[198] Vathenen, A. S., J. R. Britton, Ph. Ebden et al.: High-dose inhaled albuterol in severe chronic airflow limitation. Am. Rev. Respir. Dis. *138* (1988) 850 – 855.

[199] Veith, M. C., A. E. Butterworth: Enhancement of human eosinophil-mediated killing of Schistosoma mansoni larvae by mononuclear cell products in vitro. J. Exp. Med. *157* (1983) 1828 – 1843.

[200] Waage, A., O. Bakke: Glucocorticoids suppress the production of tumour necrosis factor by lipopolysaccharide-stimulated human monocytes. Immunology. *63* (1988) 299 – 302.

[201] Wallner, B. P., R. J. Mattaliano, C. Hession et al.: Cloning and expression of human lipocortin, a phospholipase $A_2$ inhibitor with potent anti-inflammatory activity. Nature (London) *320* (1986) 77 – 81.

[202] Wedmore, C. V., T. J. Williams: The control of vascular permeability by polymorphonuclear leukocytes in inflammation. Nature *289* (1981) 646.

[203] Werb, Z., R. Foley, A. Munck: Glucocorticoid receptors and glucocorticoid-sensitive secretion of neutral proteinases in a macrophage line. J. Immunol. *121* (1978) 115 – 121.

[204] Whitcomb, R. W., W. M. Linehan, L. M. Wahl et al.: Monocytes stimulate cortisol production by cultured human adrenocortical cells. J. Clin. Endocrinol. Metab. *66* (1988) 33 – 38.

[205] Wilson, L. C.: The clinical assessment of topical corticosteroid activity. Br. J. Derm. *94* Suppl. 12 (1976) 33 – 42.

[206] Woloski, B. M. R., E. M. Smith, W. J. Meyer et al.: Corticotropin-releasing activity of monokines. Science *230* (1985) 1035 – 1037.

[207] Wyllie, A. H., M. C. Poznansky, A. C. H. Gordon: Glucocorticoid-resistant asthma: evidence for a defect in mononuclear cells. In: A. B. Kay (ed.): Asthma. Clinical pharmacology and therapeutic progress pp. 306 – 314. Blackwell Scientific Publication, Oxford – London – Edinburgh – Boston – Melbourne 1986.

[208] Young, S. L., R. Silbajoris: Dexamethasone increases adult rat lung surfactant lipids. J. Appl. Physiol. *60* (1986) 1665 – 1672.

# Praktische Gesichtspunkte beim Einsatz von Glukokortikoiden bei chronisch-obstruktiven Lungenerkrankungen (COLD)

*W. Böhning, Ch. Hens*

Voraussetzung für den Einsatz von Kortikoiden ist eine Situation, in der die Möglichkeiten der Basistherapie mit Bronchospasmolytika ausgeschöpft sind ohne befriedigende Beeinflussung des klinischen Bildes. Ein standardisiertes Vorgehen, vielleicht anhand prognostischer Indizes, wäre wünschenswert, ist aber mit den bis jetzt verfügbaren Möglichkeiten nicht gegeben.

## Indikationen für systemische Kortikoide

### *Akutes schweres Asthma*

Der therapeutische Nutzen der Kortikoide ist nirgends so unbestritten wie beim akuten schweren Asthma. Folgende physikalische Zeichen zeigen eine schwere Störung der Atemwegsfunktion an, die auf jeden Fall den Einsatz von Kortikoiden bedarf:

- Peak-Flow-Werte < 120 l/min
- Atemfrequenz > 30/min
- Pulsus paradoxus > 15 mm Hg
- sehr leises Atemgeräusch mit deutlicher Auxiliarmuskelanspannung.

Sind bereits in der Anamnese schwere Asthma-Attacken mit notwendiger stationärer Behandlung vorausgegangen, eventuell auch mit Kenntnis über bereits vorausgegangene Kortikoidbehandlung, wird die Entscheidung für den Einsatz von Kortikoiden noch eher zu treffen sein.

Daß neben der rechtzeitigen Entscheidung für den Einsatz von Kortikoiden auch die ausreichende Dosierung von Bedeutung ist, verdeutlicht Abbildung 1. Bei 6-stündigen Applikationsintervallen ist innerhalb von 24 Stunden ein signifikant besserer Verlauf des forcierten Exspirationsvolumens ($FEV_1$) bei der höheren Steroiddosierung nachweisbar [3].

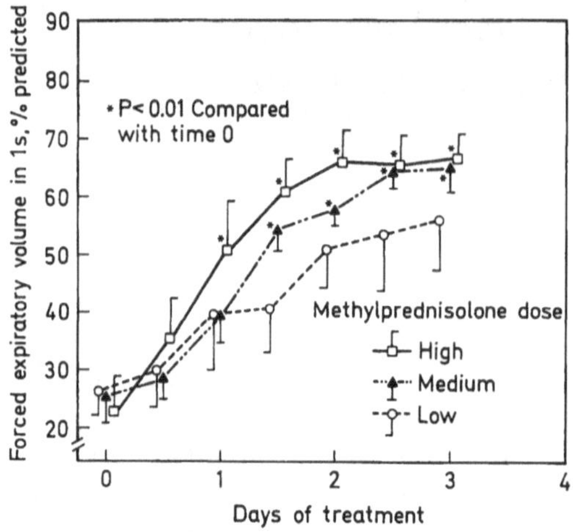


Abb. 1 *Einfluß verschiedener Dosen von Methylprednisolon auf* $FEV_1$-Verläufe bei Status asthmaticus (N = 25)
High: 125 mg/6 Std. i. v.
Medium: 40 mg/6 Std. i. v.
Low: 15 mg/6 Std. i. v.
(nach Haskell [3]).

Zu empfehlen sind Dosierungen von 2–4 mg/kg Körpergewicht Prednisolon in 4- bis 6-stündigen Abständen bis zur deutlichen Atemwegsverbesserung. Simultan damit sollte die orale Medikation aufgenommen werden. Die Umstellung auf alleinige orale Medikation ist dann vom klinischen Verlauf abhängig zu machen.

## *Verschlechterung eines chronischen Asthma bronchiale*

Verschiedene Faktoren können zur Verschlechterung eines bis dahin stabilen Asthma führen. Die Verschlechterung eines chronischen Asthma erfordert zumindest intermittierend den Einsatz oraler Kortikoide. Einheitliche Empfehlungen bezüglich einer optimalen Dosis und der Behandlungsdauer existieren nicht.

40 mg Prednisolon pro die sollten über einen Zeitraum von 7 Tagen eingesetzt werden. Bevor man sich entschließt, die Kortikoidtherapie abzubrechen, sollte jedoch sorgfältig geprüft werden, ob nicht eine langfristige Anwendung erforderlich ist.

## *Erhaltungstherapie bei chronischer Atemwegsobstruktion*

Die Kortikoidbedürftigkeit einer chronischen Atemwegsobstruktion ergibt sich im wesentlichen aus dem Krankheitsverlauf. Da die längerdauernde systemische Anwendung untrennbar mit einem Nebenwirkungsrisiko verbunden ist, kommt es

Tabelle 1 Kortikoide bei chronischem Asthma: Langzeittherapie

- orale Einzelgabe morgens
- bei überwiegendem Nachtasthma: Dosisaufteilung ⅔/⅓
- Kombination mit inhalierbarem Kortikoid bzw. Versuch, umzustellen

*Richtlinien:*
- Titration der Erhaltungsdosis. Kriterien: anfallsfrei, belastbar
- Nachweis der Wirksamkeit
- *Abgrenzung:* kortikoidbedürftig – kortikoidresistent

darauf an, die geringste Erhaltungsdosis zu ermitteln, mit der die Krankheit noch kontrolliert ist. Die Möglichkeit der Verlaufsbeobachtung durch peak-flow-Profile wird zu wenig wahrgenommen. In (Tabelle 1) sind die wesentlichen Aspekte der Langzeittherapie aufgeführt.

Für die im anglo-amerikanischen Raum häufig vorgenommene *alternierende* Kortikoidgabe ist der Beweis noch nicht erbracht worden, daß das Verhältnis zwischen Nebenwirkungen und klinisch erwünschten Effekten besser ist als bei *täglicher* Einnahme. Die für diese Annahme vorgelegten Untersuchungen haben meist den Mangel zu kleiner Patientenkollektive und zeigen ein Fehlen quantitativer Angaben bezüglich Nebenwirkungen, mit Ausnahme der Erfassung der Suppression der endogenen Kortisol-Spiegel.

Das immer als Hauptvorteil der alternierenden gegenüber der täglichen Applikation von Prednison genannte bessere Längenwachstum bei Kindern konnte in einer kontrollierten Studie ebenfalls nicht beobachtet werden [1]. Wie bei der endogenen Kortisolsuppression scheint auch die Beeinflussung des Längenwachstums wesentlich von der Gesamtdosis und der Dauer der Prednisongabe abhängig zu sein.

Eine gut kontrollierte Studie zum Vergleich alternierender versus zirkadianer Gabe wurde bei Patienten mit Riesenzell-Arteriitis durchgeführt. Verglichen wurde hier die Therapie mit 3 × 15 mg Prednison täglich gegenüber 90 mg Prednison jeden 2. Tag. Diese Arbeit demonstrierte eindeutig die geringere Wirkung der alternierenden Dosierung, indem nur bei 6 von 20 Patienten gegenüber 18 von 20 Patienten bei täglicher Gabe einen Monat nach Therapiebeginn die Krankheit unter Kontrolle war [4].

Bei obstruktiven Atemwegserkrankungen ist der therapeutische Effekt bei der 2-tägigen Kortikoidverabreichung ungünstiger insofern, als die Asthmasymptome am kortikoidfreien Tag meist deutlich zunehmen. Dies wird verständlich, wenn wir berücksichtigen, daß Prednisolon eine konzentrationsabhängige Kinetik aufweist (Abb. 2). Diese konzentrationsabhängige Kinetik ist durch Zunahme der Eliminationsgeschwindigkeit mit zunehmender Plasmakonzentration oder Dosis charakterisiert [6]. Deshalb führt eine Verdoppelung der Prednisondosis nicht zu einer Verdoppelung sondern zu einer weniger als proportionalen Zunahme der Steroidex-

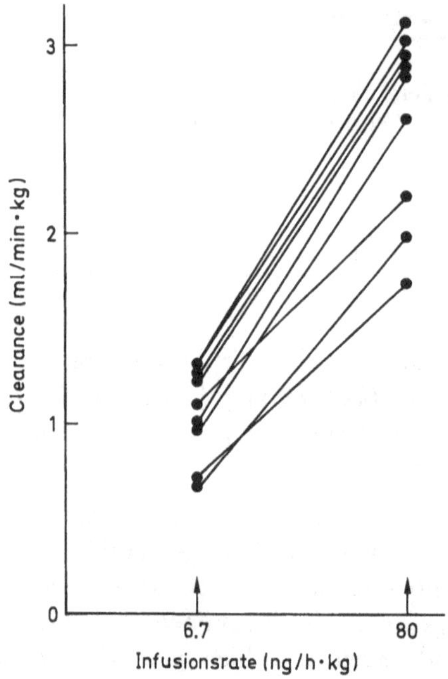


Abb. 2 Ganzkörper-Clearance von Prednisolon als Funktion der Dosis (nach Legler et al. [6]).

position. Es ist deshalb nicht überraschend, daß bei der alternierenden Prednisongabe weniger biologische Effekte beobachtet werden als bei der täglichen Dosierung.

Die zirkadiane Einzelgabe am Morgen ist in den meisten Fällen praktikabel. Bei überwiegendem Nachtasthma kann jedoch eine Dosisaufteilung in der Relation ⅔ morgens – ⅓ abends angebracht sein. Gelegentlich kann es jedoch auch sinnvoll sein, eine alleinige abendliche Dosis einzusetzen. Ob diese Dosisaufteilung oder die alleinige abendliche Gabe wesentlich ungünstigere Folgen hat – z. B. hinsichtlich herabgesetzter Streßadaptation –, ist nicht bekannt. Eine besonders auffällige Beeinträchtigung der ACTH-Stimulierbarkeit der Nebennierenrinde nach abendlicher Einzelgabe mit Dosierung bis zu 15 mg Prednisolon wurde nicht beobachtet [5].

Unbestritten sind die Vorteile der inhalierbaren Kortikoide bezüglich Wirksamkeit und Sicherheit. In einer einjährigen Studie überprüften wir die Möglichkeit der Einsparung bei der systemischen Steroidmedikation (Tabelle 2). Die mittlere Steroiddosis konnte von 10,8 mg pro die auf 3,5 mg pro die reduziert werden. 14 von 20 Patienten zeigten anfangs einen pathologischen ACTH-Test. Bei 9 Patienten konnte durch die systemische Steroiddosisreduktion eine normale Ansprechbarkeit der Nebennierenrinde erreicht werden.

Tabelle 2 Einsparung oraler Steroide und Einfluß auf die ACTH-Stimulierbarkeit durch inhalierbare Steroide bei Asthma und obstruktiver Bronchitis

| | | | |
|---|---|---|---|
| Asthma bronchiale | 8 M. 6 F. | 45 Jahre | 3 Drop-Outs |
| Obstruktive Bronchitis | 4 M. 2 F. | 58 Jahre | |
| | vor Beclometason | | mit Beclometason |
| Kortikoid-Dosis | 10,8 mg/die | | 3,5 mg/die |
| Pathologischer ACTH-Test | 14 | | 5 |

Die mittleren Dosisangaben sind für den Einzelfall wenig aussagefähig. Das heißt, es gibt Patienten mit hervorragendem Ansprechen auf topische Steroidpräparate und solche, bei denen überhaupt kein Einspareffekt erzielt werden kann.

Aus dieser Untersuchung haben wir diese Folgerungen gezogen:

- Patienten mit Asthma und obstruktiver Bronchitis sprechen gleich gut auf topische Kortikosteroide an.
- Ein mehrwöchiger Behandlungsversuch ist bei beiden Patientengruppen indiziert.
- Unerwünschte systemische Kortikoidwirkungen können reduziert werden.

Ein weiterer wichtiger Aspekt bei der Kortikoid-Langzeittherapie sollte nicht unerwähnt bleiben. Neben Dosis und Behandlungsdauer sollte auch die Halbwertszeit des verwendeten Glukokortikoids berücksichtigt werden. Dieser Hinweis erscheint deshalb besonders wichtig, weil es immer wieder überraschend ist, daß leider gerade in der Pädiatrie und auch HNO-ärztlicherseits das Glukokortikoidpräparat mit der längsten Halbwertszeit eingesetzt wird. Wie sehr different sich die unterschiedlichen Halbwertszeiten der Glukokortikoide auf die endogene Kortisolproduktion und auch auf die ACTH-Sekretion auswirken, läßt sich durch den CRF-Stimulationstest nachweisen (Abb. 3). Kortisol und ACTH verhalten sich dabei ganz gleichartig. Es fällt besonders die geringe supprimierende Wirkung von Fluocortolon auf, insbesondere im Vergleich mit Betamethason [7].

## *Therapieversuch bei fixierter Atemwegsobstruktion*

Bei vermeintlich irreversibler Atemwegsobstruktion sollte der kurzfristige systemische Einsatz von Kortikoiden eine Aussage darüber geben, ob eine Kortikoid-Langzeitbehandlung in Betracht kommt. Günstige Voraussetzungen für einen solchen Behandlungsversuch bieten Patienten mit erheblichen Tagesschwankungen der Obstruktion (z. B. Peak-Flow-Schwankungen über 25%), einer nachweisbaren Blut- oder Sputum-Eosinophilie und deutlicher Hypersekretion. Dagegen ist ein Behandlungsversuch bei unproduktivem Husten und ausgeprägtem Lungenemphysem meist wenig erfolgversprechend. Über einen Zeitraum von 8 bis 10 Tagen wird eine

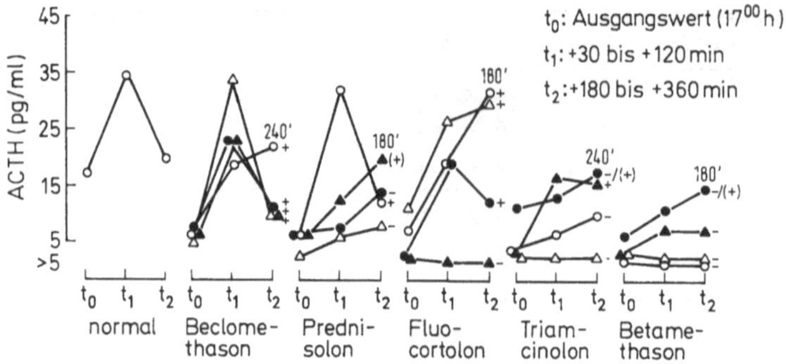


Abb. 3 Maximaler Plasma-ACTH-Anstieg nach CRF-Stimulation (nach Marsiske et al. [7]).

Tagesdosis von 40 bis 60 mg Prednisolon verabreicht. Objektive Parameter wie Symptomscores, Häufigkeit des Dosier-Aerosol-Gebrauchs und der Peak-Flow-Verlauf machen es möglich, zwischen euphorisierender und antiobstruktiver Wirkung der Kortikoide zu unterscheiden. Das Ergebnis des Therapieversuchs begründet das weitere Vorgehen.

Ein wenig beachtetes Problem in der Kortikoid-Langzeittherapie ist die mögliche Interaktion mit anderen Pharmaka. Hauptmetabolisierungsort für Steroide ist die Leber, so daß Pharmaka, die zu Induktionen der abbauenden Enzyme führen, auch die Halbwertszeit des Kortikoids beeinflussen. Die Beschleunigung des Abbaus wirkt daher wie eine Dosiserniedrigung, eine Verzögerung des Abbaus wie eine Dosiserhöhung.

Bekannt ist der beschleunigte Abbau von Kortikoiden durch Phenytoin und Rifampicin, so daß bei gleichzeitiger Therapie die verabreichte Dosis deutlich anzuheben ist. Demgegenüber bewirkt Cimetidin eine Verlängerung der Plasmahalbwertszeit auf das Doppelte, so daß entsprechend die Dosis reduziert werden muß [2].

## Glukokortikoide und Schwangerschaft

Sicherlich kann gesagt werden, daß es in der Regel gefährlicher ist, durch Steroidentzug einen lebensbedrohlichen Asthma-Anfall oder einen Status asthmaticus und damit mögliche hypoxische foetale Schäden auszulösen, als daß durch eine erforderliche Langzeittherapie ein wesentliches teratogenes Risiko resultiert. Wenn auch Komplikationen wie Aborte, Frühgeburten und Totgeburten sowie eine erhöhte perinatale und postnatale Mortalität nicht ausgeschlossen werden können, ergab jedoch die Beobachtung von 56 Schwangerschaften bei 51 Frauen keine diesbezüglichen Auffälligkeiten (Tabelle 3).

Tabelle 3 Glukokortikoide bei schwerem Asthma und Schwangerschaft

- N = 51 (56 Schwangerschaften)
- BDP 336 – 672 µg/Tag
- Orale Gabe intermittierend
  (9 × 30 – 60 mg Prednisolon 7 – 14 Tage;
  7 × Intensivbehandlung wegen Status asthmaticus)

→ Keine Komplikationen des Schwangerschaftsverlaufs
→ Keine kindlichen Mißbildungen
→ Kein überdurchschnittliches Risiko

## Nebenwirkungen bei systemischer Kortikoid-Therapie

Die klinisch wichtigsten Nebenwirkungen ergeben sich aus der Verstärkung der physiologischen Wirkung der Glukokortikoide. Die wichtigsten Nebenwirkungen kann man in drei Gruppen einteilen (Abb. 4). Die erste Gruppe resultiert aus der Erhöhung der Glukosekonzentration durch Erhöhung des Eiweiß- und Lipidkatabolismus mit begleitender Glukoneogenese. Eine zweite Gruppe von Nebenwirkungen ergibt sich aus dem erwünschten antiphlogistischen Effekt. Beide Gruppen von Nebenwirkungen sind grundsätzlich nicht zu vermeiden. Es kann nur versucht werden, sie so gering zu halten, daß ihnen klinisch keine Bedeutung zukommt. Bei systemischer Verabreichung ist dies nur durch Reduktion der verabreichten Dosis auf ein mögliches Mindestmaß zu erreichen.

Eine weitere unerwünschte Nebenwirkung der Pharmakotherapie ist die Störung der Regulation der physiologischen Kortisolsekretion. Welche Folgen dies klinisch hat, ist nicht sehr gut dokumentiert. Von klinischer Bedeutung ist jedoch die Unfähigkeit, auf Streßsituationen adäquat zu reagieren.

Ausführlicher soll noch auf die wichtigste Nebenwirkung – die Osteoporose – eingegangen werden, die bei mehr als 10% aller Patienten zu erwarten ist. Abbildung 5 zeigt Ergebnisse über Knochenmineralgehaltsmessungen bei Patienten aus

| | |
|---|---|
| Hypokaliämie | *seltener* |
| Osteoporose | psychische Alteration |
| Cushing | Lanugo |
| Appetitsteigerung | Katarakt |
| Ödem | aseptische Knochennekrose |
| Hautschäden (Purpura, Atrophie) | Pseudotumor cerebri (Kinder) |
| Wachstumsstörungen | Einfluß auf Infekte |
| Akne | Fettgewebsatrophie (Kristallsuspensionen i. m.) |
| Einfluß auf Diabetes mellitus | |

Abb. 4 Nebenwirkungen bei systemischer Kortikoidgabe

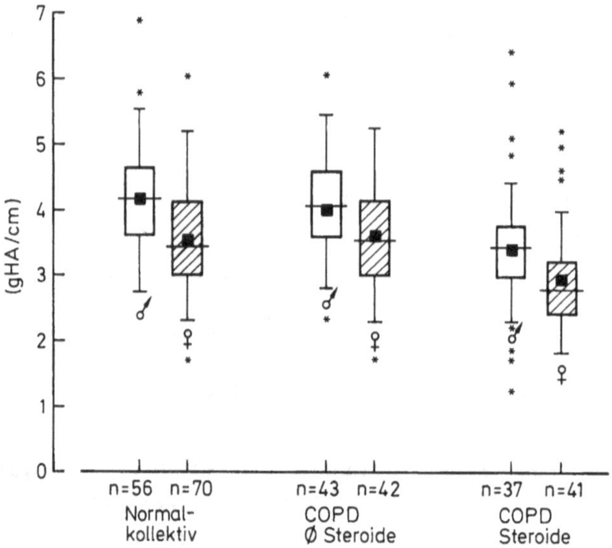


Abb. 5 Box-Plots des Knochenmineralgehaltes (BMC) im Bereich der Lendenwirbelsäule unter Berücksichtigung des Geschlechts. COPD = Chronic Obstructive Pulmonary Disease.

unserer Klinik. Verglichen wird der Knochenmineralgehalt der Lendenwirbelsäule bei Patienten mit chronisch-obstruktiver Atemwegserkrankung mit und ohne Steroidtherapie mit einem Normalkollektiv. Neben der bekannten Tatsache, daß Frauen deutlich geringere Mineralstoffkonzentrationen aufweisen, haben die steroidbehandelten Patienten signifikant niedrigere Werte als das steroidfreie und das Normalkollektiv.

Bei der Möglichkeit der Entstehung einer Osteoporose müssen aber durchaus auch andere Faktoren in Betracht gezogen werden, die zum Teil gerade bei obstruktiven Atemwegserkrankungen von Bedeutung sind. Dies betrifft insbesondere die körperliche Aktivität. Da die körperliche Leistungsfähigkeit eng verknüpft ist mit dem forcierten Exspirationsvolumen ($FEV_1$), untersuchten wir, ob eine Beziehung zwischen Knochenmineralgehalt und $FEV_1$, d. h. letzten Endes körperlicher Aktivität, besteht.

Abbildung 6 zeigt, daß tatsächlich eine solche Beziehung besteht: sowohl bei steroidbehandelten als auch bei noch nie mit Steroiden behandelten Patienten gehen niedrige Knochenmineralgehaltswerte mit niedrigem $FEV_1$ einher.

Diese Zusammenhänge müssen auch unsere therapeutischen Bemühungen mit beeinflussen in der Weise, daß wir als Ziel die *Aufrechterhaltung* oder die *Wiederherstellung der körperlichen Aktivität* hoch ansetzen müssen.

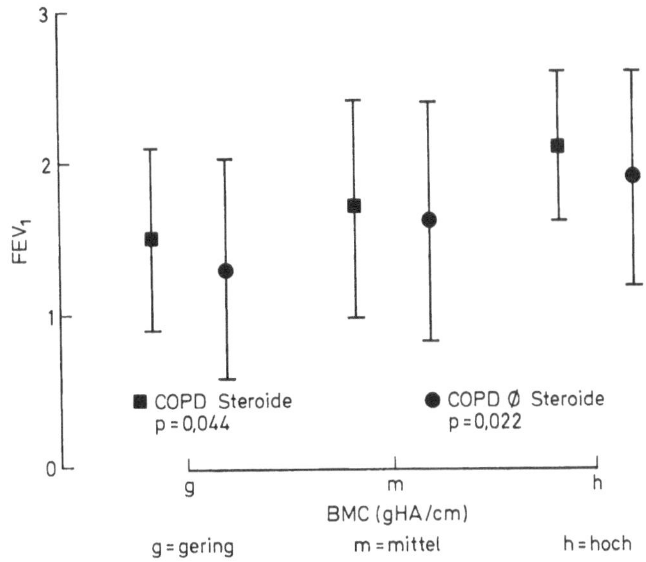


Abb. 6 Mittelwerte des skalierten Knochenmineralgehaltes (BMC) im Bereich des Oberschenkelknochens bezogen auf $FEV_1$.

# Literatur


[1] Chang, K. C., D. R. Miklich, G. Barwise et al.: Linear growth of chronic asthmatic children: the effects of the didease and various forms of steroid therapy. Clin. Allergy *12* (1982) 369.

[2] Gambertoglio, J. G., W. J. C. Amend Jr., L. Z. Benet: Pharmacokinetics and Bioavailability of Prednisone and Prednisolone in Healthy Volunteers and Patients. A Review. J. Pharmacokinetics and Biopharmaceutics *8* (1980) 1.

[3] Haskell, R. J., M. W. Bryan, J. E. Hansen: A double-blind, randomized clinical trial of methylprednisolone in status asthmaticus. Arch. Intern. Med. *143* (1983) 1324–1327.

[4] Hunder G. G., S. G. Sheps, G. L. Allen et al.: Daily and alternate-day corticosteroid regimens in treatment of giant cell arteritis. Ann. intern. Med. *82* (1975) 613–618.

[5] Klinefelter, H. F., W. L. Winkenwerder, T. Bledsoe: Single Daily dose prednisone therapy. JAMA *214* (1979) 2721.

[6] Legler, U., F. J. Frey, L. Z. Benet: Prednisolone clearance at steady state in humans. J. clin. Endocr. *55* (1982) 762–767.

[7] Marsiske, C., D. Haack, G. Kunkel et al.: Corticotropin-Releasing-Faktor-(CRF-)Stimulationstest bei Asthmatikern mit unterschiedlicher Steroidmedikation. Med. Klin. *81* (1986) 663–667.

# Der schwierige Asthmapatient

*H. Fabel*

## Die „Charakteristik" der Asthmapatienten

Asthma bronchiale ist eine chronische, meist lebensbegleitende Erkrankung, die sich in Verlauf, Dynamik und unmittelbar erlebter Lebensbedrohung von anderen chronischen Erkrankungen deutlich abhebt. Schwierigkeiten des Patienten im Umgang mit seiner Erkrankung und Schwierigkeiten des Arztes im Umgang mit seinem Asthma-Patienten vermitteln allzu oft das Bild eines „schwierigen Patienten".

Was ist die Ursache dieser Schwierigkeit und was unterscheidet den Asthma-Patienten und seine Erkrankung von anderen Patienten mit ihren chronischen Krankheiten? Gibt es den typischen Asthmatiker mit einem spezifischen Persönlichkeitsprofil?

Unternehmen wir den Versuch eines Vergleichs zwischen *Asthma bronchiale, essentieller Hypertonie* und *chronischer Polyarthritis*.

*Die Hypertonie* verursacht dem Patienten in der Regel keinerlei unmittelbare Beschwerden, ist eine Erkrankung, die lange Zeit keinen Leidensdruck erzeugt; sie wird allenfalls als latente Gefahr empfunden. Allgemeine Therapieempfehlungen wie Gewichtsreduktion und Einschränkung von Genußmitteln (Zigaretten, opulente Mahlzeiten, Alkohol, Gewürze) werden bei relativem Wohlbefinden nicht akzeptiert, da sie im subjektiven Empfinden des Patienten die Lebensqualität deutlich vermindern. Auch die Einleitung der Therapie mit einer der Blutdrucksenkung parallel gehenden Mattigkeit wird oft als leistungsmindernd registriert. Der Hypertoniker hat vordergründig viele Argumente, seine Erkrankung zu bagatellisieren und die Therapie zu vernachlässigen. Diese mangelnde Therapietreue macht auch ihn also oft zu einem schwierigen Patienten. Vielleicht sollte man ihm die Erkrankung als Bombe mit Zeitzündereffekt erklären.

Anders verhält es sich bei der *chronischen Polyarthritis*: Sie ist mit ihren chronischen oder schubweisen Schmerzen immerzu gegenwärtig. Der Patient leidet ständig, ist demzufolge aber auch einer Therapie zugänglicher. Beängstigend für den Kranken ist nicht so sehr eine ständige Lebensbedrohung, sondern der kaum beherrschbare Schmerz, die Gefahr der Invalidität, der soziale Abstieg, die Isolierung. Resignatives Bescheiden in die verminderte Beweglichkeit ist allzu oft die Folge. Therapien zur Schmerzlinderung haben eine höhere Akzeptanz als Therapieversuche zur Verbesserung der Beweglichkeit. Der Rheumatiker hat sozusagen ein lebenslanges Leiden, aber nicht den Tod vor Augen. Ihn lebenslang zu betreuen, ihn aus seiner Resignation und Schicksalsergebenheit herauszuführen, ist ebenfalls eine schwierige ärztliche Aufgabe. Dennoch wird der Patient in der Regel nicht als „schwieriger Patient“ empfunden.

Der *Asthma-Patient* schließlich erlebt akute Asthmaanfälle mit extremem Lufthunger zurecht als Lebensbedrohung. Hingegen bergen Phasen des relativen Wohlbefindens die Versuchung zur Verdrängung und zum Therapieabbruch in sich. Diese dauerhafte Unüberschaubarkeit des Krankheitsbildes schafft Unsicherheit, mangelnde Akzeptanz einer Langzeittherapie in relativ guten Zeiten, Verzweiflung über unzureichenden Therapieerfolg in kritischen Situationen. Daraus resultiert ein ständiges Hadern mit der letztlich nicht heilbaren Erkrankung und dem scheinbar nicht hinreichend erfolgreichen Therapeuten.

Der chronisch Asthmakranke weiß zwar in der Regel um die Nichtheilbarkeit seines Leidens und reagiert mit einer oft aggressiven, vom Arzt als Vorwurf empfundenen Nichtakzeptanz seines irreparablen Gesundheitsdefizits, andererseits erwartet er generell, aber auch sehr personenbezogen, vom Therapeuten eine Heilung, ein „garantiertes Beenden seines Krankseins“. Immer wieder fällt ein Insistieren auf äußere Ursachen (exogene Allergie, ausschaltbares Allergen) auf. Dieses Kausalitätsbedürfnis verstellt dem Patienten oft den Zugang zu einer zwar symptomatischen, aber effektiven Therapie. Es hat immer wieder Versuche und Versuchungen gegeben, eine typische Asthma-Persönlichkeit zu definieren. Von vielen Ärzten wird der Asthmatiker als ein Patient empfunden, „der seine ärztliche Versorgung mit Hindernissen spickt, die ein Arzt erst lernen muß zu meistern, wenn er an guter ärztlicher Versorgung interessiert ist“ [2]. Jores hat sich den Ausspruch eines seiner Asthma-Patienten zu eigen gemacht [1]:

*„Asthma ist Unzufriedenheit mit sich selbst und Protest dagegen.“*

Eng verbunden mit dieser Unzufriedenheit ist eine nervöse Ängstlichkeit, die wiederum in sich widersprüchlich ist: Einerseits wird vom Therapeuten dringend Hilfe erbeten, andererseits fühlt sich der Asthma-Patient häufig von seinem Arzt überrollt und meidet ihn dann. Zwei Ebenen der Ängstlichkeit liegen je nach Intensität der Krankheitssymptome im Widerstreit: Angst vor der Erkrankung und Angst vor der Therapie. Es lassen sich viele Verhaltensweisen des Asthma-Patienten durchaus verallgemeinernd feststellen, ohne daß daraus der Schluß auf ein typisches Persönlichkeitsprofil gezogen werden darf.

In der langzeitigen Betreuung von Asthma-Patienten ergeben sich drei sehr typische und für den behandelnden Arzt schwierige Situationen:

- Der langjährig kranke, resignierende Asthmatiker, der dem Arzt vermittelt, „daß doch alles nicht entscheidend hilft“.
- Der Asthma-Patient, der mit eventuellen Therapiefolgen und -nebenwirkungen hadert und bei dem die „Kortison-Angst“ im Vordergrund steht.

- Der Asthma-Patient, der aufgrund der beiden geschilderten Situationen der Versuchung erliegt, teils obskure Außenseitermethoden anzuwenden, die wiederum Gefahren in sich bergen.

Alles das, was der Patient seinem Therapeuten vermittelt, ist aber nicht ein charakteristisches Persönlichkeitsprofil, sondern die Folge einer ständigen existentiellen Bedrohung durch die Erkrankung und einer mehr oder weniger gelungenen seelischen Verarbeitung von Atemnot und Erstickungsangst. Ähnliche Verhaltensweisen finden sich auch bei anderen chronisch Kranken.

## Symptomatik der asthmatischen Atemnot

Die Arbeitsgruppe des Hamburger Psychosomatikers Richter hat 1985 fünf Dimensionen der asthmatischen Atemnot definiert, die sich aus einer umfangreichen Untersuchung und Befragung von über 300 Asthma-Patienten ergaben [3]. Diese nachfolgend wiedergegebene Asthma-Symptomliste spiegelt die Problematik des Krankheitsbildes in seiner Verknüpfung von somatischen und psychischen Auffälligkeiten, aber auch die Schwierigkeit ihrer Interpretation wider.

- *Nervöse Ängstlichkeit*
  Patienten mit hohen Skalenwerten fühlen sich während asthmatischer Anfälle ängstlich, beunruhigt, bedrückt, hilflos und haben Angst alleingelassen zu werden.
- *Obstruktive Atembeschwerden*
  Diese Skala beschreibt körperliche Beschwerden der obstruktiven Atemnot wie erschwerte Atmung, Atemgeräusche, Engegefühl in der Brust, Erstickungsgefühl.
- *Ärgerliche Gereiztheit*
  Patienten mit hohen Testwerten fühlen sich während der asthmatischen Anfälle gereizt, ängstlich, schlecht gelaunt, aufbrausend zornig.
- *Hyperventilationssymptome*
  Diese Skala beschreibt die typischen körperlichen Beschwerden der respiratorischen Alkalose, wie sie im Verlauf einer alveolären Hyperventilation auftreten, nämlich Schwindel, Kribbeln und Prickeln, Kopfschmerz, Gefühl von 1000 Stecknadeln.
- *Müdigkeit*
  Diese Skala besteht aus Beschwerden wie Müdigkeit, Trägheit, Schläfrigkeit.

Bezeichnenderweise werden die obstruktiven Atembeschwerden am häufigsten von Asthma-Patienten (85%) angegeben, gefolgt von Müdigkeit (49%), nervöse Ängstlichkeit (48%), ärgerliche Gereiztheit (18,5%) und Hyperventilationssymptomen (8,7%). Was scheinbar als unterschiedliches Muster einer individuellen Antwort auf die Erkrankung Asthma nebeneinander steht, ist in der Regel somatisch plausibel und kausal verknüpft:

Das beherrschende Symptom ist somit die obstruktive Atemnot, die erhebliche Angstgefühle auslöst. Diese Angst in Zusammenhang mit deutlich empfundener obstruktiver Atembehinderung kann Asthma-Patienten sogar vorübergehend in eine Hyperventilation treiben, ohne daß ein primär psychisch bedingtes Hyperventilationssyndrom vorliegt.

Schließlich kann auch die Müdigkeit durchaus als Folge des somatischen Krankheitsbildes gelten. Obstruktive Atembeschwerden bedingen eine erheblich vermehrte Atemarbeit. Bei langandauernden asthmatischen Beschwerden gerät der Patient zunehmend in eine Erschöpfung, die durch einen verkürzten und gestörten Nachtschlaf verstärkt wird. Diese Übermüdung fördert wiederum eine ärgerlich-ängstliche Gereiztheit im Tagesablauf.

Die geschilderten Probleme fordern den behandelnden Arzt in mehrfacher Weise. Erfahrene Asthma-Patienten klagen allzu oft über mangelndes Grundwissen des behandelnden Arztes bezüglich Ätiologie, Diagnostik, Beurteilung des Schweregrades und Langzeittherapie, über mangelnde Zeit in der Beratung, mangelndes Verständnis des Leidensdruckes und oft auch über mangelnde Überzeugungskraft des Therapeuten. Patienten erkennen allzu oft, daß bestimmte Therapiemaßnahmen halbherzig empfohlen werden, sozusagen um den schwierigen Asthma-Patienten „loszuwerden". Asthmapatienten werden aufgrund langjähriger Erfahrung mit ihrer Erkrankung und mit vielen Ärzten hellhörig, kritisch, kritisierend, gelegentlich auch nörgelnd.

## Häufige Fehler in der Asthmatherapie

Im folgenden werden 16 typische Fehler in der Behandlung chronisch kranker Asthma-Patienten aufgeführt, deren Vermeidung den Patienten und seine Behandlung weniger schwierig erscheinen läßt. Von Fall zu Fall sind diese Fehler mehr dem Arzt, mehr dem Patienten, in jedem Fall einer unzureichenden Interaktion zwischen Patient und Arzt, anzulasten:

- Übersehen nicht-allergischer Auslöser von Asthmaanfällen (z. B. durch Betablokker, Analgetika, Kälte, Anstrengung)
- Überinterpretation allergologischer Tests (eine positive Hautreaktion auf ein bestimmtes Allergen bedeutet nicht unbedingt, daß dieses auch relevant für die Asthmaauslösung ist)
- Ungenügende Überwachung des Therapieerfolges durch Patient (Peak-Flow-Kontrollen) und Arzt (kleine Spirometrie, Bronchospasmolyse-Test)
- Fehlbehandlung eines Asthma cardiale-Anfalls unter der Annahme eines Asthma bronchiale-Anfalls

- Unterschätzung des Schweregrades, besonders beim intrinsic Asthma bronchiale, Verteufelung der Steroidtherapie (80% aller Patienten, die akut in einem Asthmaanfall verstarben, wurden in der Phase, die dem Asthmaanfall vorausging, unzureichend behandelt)
- Fehlinterpretation einer Asthmaexazerbation als „akuter Infekt“ (Gabe von Antibiotika anstelle einer suffizienten bronchospasmolytischen Therapie unter Einschluß von Steroiden)
- Kritikloser Einsatz von Sedativa und Psychopharmaka. Unterschätzung der atemdepressiven und muskelrelaxierenden Wirkung dieser Stoffgruppen (Todesfälle nach notfallmäßiger intravenöser Diazepam-Injektion im Status asthmaticus wurden beobachtet)
- Mangelnde therapeutische Berücksichtigung der zirkadianen Rhythmik mit Verstärkung der Asthmasymptomatik in den frühen Morgenstunden
- Mangelnde Instruktion über Wirkungsweise und Wirkungsdauer von Asthmaprophylaktika und Bronchospasmolytika
- Mangelnde ärztliche Unterweisung in die Inhalationstechnik und mangelnde Aufklärung über die unterschiedliche Wirkungsweise und Wirkungsdauer von Betamimetika, Cromoglicinsäure und Steroiden
- Inhalationstherapie mit Expektorantien beim lebensbedrohlichen Asthmaanfall (häufig Verstärkung der Bronchospastik)
- Fehlende Dosisanpassung bei Therapie mit Theophyllin (z. B. bei gestörter Leberfunktion), keine Kontrolle der Theophyllin-Blutspiegel bei
  a) kritisch Kranken
  b) unzureichender Wirkung
  c) Verdacht auf Überdosierung
- Zu rasches Reduzieren bzw. Absetzen von Steroiden, unüberlegte Gabe von Depot-Steroiden, „ständige“ i. v.-Gabe von Steroiden (anstelle einer oralen oder inhalativen Gabe)
- Kurzfristige Taktik statt Behandlungsstrategie (Ärztemustertherapie statt Therapieplanung)
- Herunterspielen des subjektiven Leidensdruckes, Unterschätzung der Akzeptanz von Außenseitermethoden
- Mangelnde Aufklärung über die Chronizität des Leidens und dadurch provozierte mangelnde Therapietreue (Compliance).

Wie bei allen chronischen, d. h. in der Regel nicht heilbaren Erkrankungen muß der Arzt dem Asthmapatienten vermitteln, daß Gesundheit nicht zwingend die Abwesenheit von Störungen ist, sondern die *Akzeptanz*, mit diesen zu leben, ohne in Resignation und therapeutischen Nihilismus zu verfallen.

## Literatur

[1] Jores, A.: Praktische Psychosomatik, 2. Aufl., Huber, Bern 1980.

[2] Rubenstein, H. S.: Behavior in a medical clinic of patients with well controlled bronchial asthma. The Lancet *I* (1976) 1011.

[3] Schüffel, W., J. M. Herrmann, B. Dahme et al.: Asthma bronchiale. In: Th. von Uexküll (Hrsg.): Psychosomatische Medizin. Urban u. Schwarzenberg, München 1986.

FSC
www.fsc.org
MIX
Papier | Fördert
gute Waldnutzung
FSC® C083411

Zeitfracht Medien GmbH
Ferdinand-Jühlke-Straße 7
99095 Erfurt, Deutschland
produktsicherheit@kolibri360.de